中华经典养生名言录

主 编 孙光荣

U0334509

中国中医药出版社

·北 京·

图书在版编目（CIP）数据

中华经典养生名言录／孙光荣主编．—2 版．—北京：
中国中医药出版社，2011.5（2019.7 重印）
ISBN 978 - 7 - 5132 - 0399 - 9

Ⅰ．①中…　Ⅱ．①孙…　Ⅲ．①养生（中医）- 格言 -
中国　Ⅳ．①R212

中国版本图书馆 CIP 数据核字（2011）第 053533 号

＊

中 国 中 医 药 出 版 社 出 版
北京经济技术开发区科创十三街31号院二区8号楼
邮政编码　100176
传真　010 64405750
三河市同力彩印有限公司印刷
各地新华书店经销

＊

开本 850×1168　1/64　印张 4.5　字数 92 千字
2011 年 5 月第 2 版　2019 年 7 月第 5 次印刷
书　号　ISBN 978 - 7 - 5132 - 0399 - 9

＊

定价　16.00 元
网址　www.cptcm.com

如有印装质量问题请与本社出版部调换（010 64405510）
版权专有　侵权必究
社长热线　010 64405720
读者服务部电话　010 64065415　010 64065413
书店网址　csln.net/qksd/

刘晓伟　刘智勇　江帆

杨建宇　李冬梅　李彦知

李建兵　吴振洪　欧阳波

张冬冬　张震　　陈明华

易珊　　赵清　　赵美丽

郭宪　　徐丽雯　徐智峰

阎明蕊　虞敬春　廖祥华

序

　　随着经济社会发展进步，人们生活水平不断提高，健康观念发生了根本性的转变，健康意识进一步增强，人民群众对于预防疾病、保障健康、提高生活质量乃至生命质量的需求日益增长，"未病先防、既病防变、瘥后防复"的中医"治未病"思想逐渐成为医患群体的共识，中医药已经成为经济社会发展的重大需求。因此，我们要遵从《国务院关于扶持和促进中医药事业发展的若干意见》的总体部署，积极发展中医预防保健服务，充分发挥中医保健特色优势，大力推进中医药医疗、保健、科研、教育、产业、文化"六位一体"科学发展。

在健康需求和对中医需求日益增进的情势下，社会上各种养生理念、保健方法层出不穷，甚至泥沙俱下，鱼龙混杂。中医药工作者应站在历史发展的前沿去正确地了解需求、引导需求、满足需求，让喜爱中医以及渴望寻求养生真谛的人民大众能从正宗的、经典的原句之中了解中医养生、认识中医养生，指导人们树立科学、正确的养生理念，掌握科学、正确的养生方法，从而提高全民的健康素质和生活质量。

中医学历经数千年的实践与探索，构建了以保障健康为核心的理论体系，形成了丰富的诊疗疾病的技术及养生保健的方法。但长期以来，由于种种原因，人们对历代中医名家关于养生的名言名术知晓不够、理解不够、重视不够、运用不够，使得中医养生保健的精髓未能得到全面的继承和发扬。为了顺应时代和潮流的发展，为了满足人民群众对中医养生的需求，作为中医药人理应将传播中医养生科普知识与方法、指导大众科学养生作为一项重要的职责和历史使命。

国家中医药管理局中医药文化建设与科学普及专家委员会的专家之一孙光荣教授主编的《中华经典养生名言录》一书，历经三年之久，数易其稿，在编写过程中查阅并收录了大量的历代经典著作中的养生名言，分为"养生之理"、"养生之法"，内容正宗、广博、翔实、精确、简要，突出了中医养生的特色和优势，做到了"继承不泥古，发扬不离宗"。既可供中医养生专业研究者参考，又可作为广大喜爱中医养生者的读本，将在普及中医养生知识的进程中发挥奠定基础和正确引导的重要作用。

真诚地希望并期待：更多的中医养生科普专家为人民大众提供更多更好的养生知识与方法。

真诚地希望并深信：中医养生成为人民大众自我保健的重要方法；中医养生使人民大众更健康、更快乐、更长寿！

因是，特为之序。

卫 生 部 副 部 长
国家中医药管理局局长

2010 年 7 月 15 日

目　　录

■ 上篇　养生之理 ■

■ 下篇　养生之法 ■

上篇　养生之理

001. 法于阴阳　和于术数　食饮有节　起居有常　不妄作劳

　　《黄帝内经》是中医学奠基的首部经典，第一篇内容就阐明养生之道，提倡保养先天的真气，所以命名为"上古天真论"，可见中医入门的第一步就要求懂得养生之道。《素问·上古天真论》开宗明义提出了养生的总原则："上古之人，其知道者，法于阴阳，和于术数，食饮有节，起居有常，不妄作劳，故能形与神俱，而尽终其天年，度百岁乃去。"这就是说，上古懂得养生之道的人，效法天地阴阳协调的运行之道，顺应时令节气等自然变化的规律，食饮有节度，起居有常规，不妄加运动或强力劳作而伤害筋骨，所以能够形神俱备，走完人生自然的寿命期，能活过百岁。现在的人却不是这样，把酒当做汤水一样滥饮无度，把反常过分的行为当做生活习惯，起居作息毫无规律，醉酒行房，恣情纵欲，使人的阴精枯竭，沉迷于不良嗜好，使人的真气耗散，不知道谨慎地让生命的真气充满，而妄耗精神，追求心身的一时畅快，这就违背了人生真正的生乐之道，所以五十岁就衰老了。

002. 虚邪贼风　避之有时　恬淡虚无　真气从之　精神内守　病安从来

《素问·上古天真论》紧接着提出了养生箴言："虚邪贼风，避之有时，恬淡（tián dàn）虚无，真气从之，精神内守，病安从来。"这是告诉人们：违反四时节令常规的天气变化时，"虚邪贼风"

会乘人体虚弱之时，不知不觉地侵入人体，危害健康。所以，一切与时令节气相反的气候或环境要适时地规避，减少外在致病因素的侵害；另一方面，心绪保持清净、纯洁、安闲而没有世俗杂念，如此真气就会顺畅，精神也会守持于体内，"正气存内，邪不可干"，这样人体的正气就会充盛，哪会轻易得病呢？

003. 美其食　任其服　乐其俗

养生的第一步是要心志安闲，避免虚妄的欲念，享受已经拥有的现实生活。《素问·上古天真论》说得好："美其食，任其服，乐其俗，高下不相慕，其民故曰朴。"这就是说，不管吃什么样的食物都觉得甘美，不管穿什么样的衣服都觉得合适满意，以喜爱和遵守自己的风俗习尚感到快乐。社会地位高的人不歧视地位低的人，地位低的人也不嫉妒地位高的人。这样的人民大众就叫做"朴民"。"朴民"能禁得住各种诱惑,任何过分的贪念欲望都不会引起他们的注目,任何淫乱邪僻的事情不能迷惑他们的心志,无论是愚笨的人还是聪明的人,不管是有才有德的人还是才德并不出众的人,都不因为外界事物的变化而感到动心和焦虑,这样才符合养生之道。上古的人之所以能够活过百岁而动作却不显得衰老,就是他们这种质朴的德性没有受到玷污而保持了纯真本色的缘故。

004. 提挈天地　把握阴阳　呼吸精气　独立守神　肌肉若一

这几句话出自《素问·上古天真论》,说的是养生达到"真人"的境界。境界最高的是"真人",到了"真人"境界,就能够掌握天地阴阳的变化,善调呼吸,吸收最精纯的清气，超然于世俗的干扰而独处，让神气守持体内，通过肢体锻炼使得筋骨肌肉高度协调统一，而真人养生的结果是与天地同寿，生命不止。其次是"至人"，到了"至人"境界，就道德淳厚，阴阳和谐，生活与四时协调，远离世俗的干扰，积聚精神，神游于广阔的自然当中，让视觉和听觉能覆盖四面八方，保有健康，延长寿命。第三是"圣人"，到了"圣人"境界，就能与天地自然和谐相处，通晓四时八节邪气伤人的道理而有所避让，爱好能与世俗的习惯相适应，没有烦恼怨恨的情绪，行为不背离于道德准则，穿着普通，没有要在世俗炫耀的举动，不因外在的事务而让身体劳累，也没有内在的思想负担，追求恬淡的愉悦生活，以心有所得为满足，所以身体不会垮掉，精神不会耗散，也可以活到百岁。第四是"贤人",到了"贤人"境界,就能以天地的自然规律为法则,取象日月的运转,辨别星辰的位置,以顺从阴阳之道和四季的变化,按着上古真人的方法去生活,以符合养生之道,也可以延年益寿。

005. 阴平阳秘 精神乃治 阴阳离决 精气乃绝

自古以来都以通于天气为生命的根本。《黄帝内经·素问》中有一篇主要用来阐明人的生生之气应与天的生生之气相通而顺应天地阴阳之气的专论,叫做《生气通天论》,其中说:"生之本,本于阴阳。阴平阳秘,精神乃治,阴阳离决,精气乃绝。"天地之间、六合之内无不与天气相通,人体的九窍、五脏、四肢、百骸都与天气相通,"阳气者,若天与日,失其所,则折寿而不彰",人的阳气就像天与太阳一样，人体没有了阳气，就像天上没有了太阳，生命力就会折损或懦弱不足。人的阴精像大地一样是生命的物质基础，只有阳气没有阴精，就像只有阳光没有湿润的土壤，种子是不会发芽、开花、结果的，所以天地阴阳是生命的根本。生命健康的关键在于阳气要致密于外，才能发挥固守阴精不致妄耗的作用，而阳气亢盛就变成了邪气，使阴精耗竭，就像种子被阳光暴晒而没有足够的水分，生命也会枯竭的。阴阳如果不和，就像有春没秋，有冬没夏，使阴阳和谐运转，才是养生的最好法则。只要阴精平顺而稳固，阳气固密而不宣泄，人的精神就平和充实，阴阳分离，断绝转化，人体的精气就会随之竭绝而死亡了。

006. 阴阳者　天地之道也　万物之
纲纪　变化之父母　生杀之本
始　神明之府也　治病必求于
本

　　《生气通天论》已经告诉了我们生
命之本是"阴阳"。《黄帝内经·素问》
有一篇主要论述阴阳与天地万物之间关系
及阴阳应验于天地万物之征象的专论，叫
做《阴阳应象大论》，再次强调："阴阳
者，天地之道也，万物之纲纪，变化之父
母，生杀之本始，神明之府也，治病必求
于本。"这就指出：阴阳，是宇宙万物存
在和变化的根本，阴阳的变化规律是宇宙
万物变化的根本规律，也是维系万事万物
的纲纪，是事物变化的根本，是万物产生
和消亡的原因，万事万物神妙莫测的变化
是阴阳运动的结果。每一个事物都是由阴

阳构成的，其性质是由阴阳来决定的。就像每一个人的性格都有阳刚的一面，也有阴柔的一面。一个可以在阴阳之间收放自如的人就是一个阴阳平和的人。阳主"动"，升散而化气成为天，阴主"静"，凝聚成形而为地。阳能生万物，太过亢盛就会令万物焦枯而杀万物，阴能长万物，太过阴柔就会令万物凝固而封藏万物，阴阳变化是人生命产生与死亡的根源。

007. 圣人不治已病治未病　不治已乱治未乱

《素问·四气调神大论》中提出了防病治病的总体指导思想，那就是"圣人不治已病治未病，不治已乱治未乱。"认为"病已成而后药之，乱已成而后治之，譬犹渴而穿井、斗而铸锥，不亦晚乎?"如果病已经形成了再去治疗，天下已经大乱了再想办法去治理，就像口渴了的时候才去打井，兵临城下了才去打造兵器一样，那不就晚了吗？所以，圣人都是在疾病还没有发生的时候就开始养生和预防。

《黄帝内经》是黄帝与天师问难答疑之书，所有关于治病的讲述都是以摄养为先导的，这是因为养生是最紧迫的事，就是要"治未病"，防患于未然。

008. 荣卫之行　不失其常　呼吸微徐　气以度行　六腑化谷　津液布扬　各如其常　故能长久

同样是人，为什么寿命的长短会有不同呢？为什么有的人中年夭折，有的人年老长寿？为什么有的人突然死亡了，有的人疾病缠身却能存活很久？《灵枢·天年》告诉我们，要想活得长久，首先要让身体的荣卫之气运行通畅。所谓"荣气"

是在体内行于脉中，用来荣养肌肤的营气；而"卫气"则像卫兵一样守护在脉外，去抵御风、寒、暑、湿、燥、火等外邪的入侵。荣卫之气得以正常运行的基础是"五脏坚固，血脉和调，肌肉解（xiè）利，皮肤致密"，就是说，五脏功能强健，血脉流行和顺通调，肌肉滑利，皮肤致密而能抵御外邪侵扰，那么荣卫之气就会正常地发挥它们的功能；再者，呼吸时气息调匀，微微不粗，徐徐不疾，全身之气就会有规律地运行；同时，体内的胆、胃、大肠、小肠、膀胱、三焦等六腑能够正常地消化饮食，并把吸收的津液和各种营养物质输送敷布到全身各处，以营养身体，这样，身体各个脏腑功能正常，也就能够保持生命的健康长久了。

009. 顺四时而适寒暑　和喜怒而安居处　节阴阳而调刚柔

养生，实际上就是顺应天地之性，遵循大自然的规律来调节自己的生活。所以《灵枢·本神》说："故智者之养生也，必顺四时而适寒暑，和喜怒而安居处，节阴阳而调刚柔。如是则僻邪不至，长生久视。"这段话包含了养生的三个方面：四时起居、情志心态、性格气质。智者养生，就是能够让自己的衣食住行生活起居顺应四季气候的冷暖变化，又注意调节情绪而没有过分的喜怒波动，并安心于日常平淡的生活，性格上努力做到平和，既不刚愎自用，也不优柔寡断，刚柔自如，没有偏颇固执，做到这三点，就会五脏神安，六腑气调，经脉通畅，皮肤致密，而致病的邪气也就无从侵入，自然可以健康长寿了。

010. 生病起于过用

疾病是怎样发生的呢？《素问·经脉别论》中提出"故春秋冬夏，四时阴阳，生病起于过用"的发病观。为什么这样说呢？因为人的脏腑、经脉、气血、阴阳，在适应春夏秋冬、四时昼夜、喜怒哀乐、饮食劳倦的自然与人事变化时，有一个能够自动调节的范围，这个可调节的范围是有限度的，只不过人体自我调节的潜能极强，冷一下、热一下、贪黑、熬夜，觉得没什么大不了的危害。而事实上疾病就是这样一点点积累起来的，如果超出人体能调节和承受的范围，脏腑功能就会失常而产生疾病。

011. 不得虚　邪不能独伤人

　　同样的环境，同样的气候，同样的工作，同一个家庭，同样的饭食，为什么有人得病，而有的人不得病呢？中医主张从个体内部找原因。《灵枢·百病始生》说："风雨寒热，不得虚，邪不能独伤人。猝然逢疾风暴雨而不病者，盖无虚，故邪不能独伤人。"邪气随时都在，只有身体虚弱的人才会被邪气侵袭得病，而突然遭遇疾风暴雨却没有生病的人，是因为身体没有虚损，所以说"邪不能独伤人"。风、寒、暑、湿、燥、火这些病邪是外因，身体的虚损是内因，两个因素同时具备，病邪才会侵入人体，所以说"此必因虚邪之风与其身形，两虚相得，乃客其形"。而风雨寒暑四时的正气叫实风，身体健壮，肌肉坚实叫实形，如果是"两实

相逢，众人肉坚"就不会生病。疾病的产
生，决定于四时之气是否正常，身体是否
虚弱，有虚有邪才会生病，这就是所谓
"其中于虚邪也，因于天时，与其身形，
参以虚实，大病乃成。"

012. 夫以蕞尔之躯　攻之者非一途　易竭之身而外内受敌　身非木石其能久乎

人身血肉之躯，其实是很脆弱的。魏
晋思想家嵇康在《养生论》中讲到，"唯
五谷是见，声色是眈（dān）；目惑玄黄，
耳务淫哇；滋味煎其腑脏，醴（lǐ）醪
（láo）鬻（zhǔ）其肠胃，芳香腐其骨髓，
喜怒悖其正气，思虑销其精神，哀乐殃其
平粹。"嵇康列举的这种种情形都是伤害
生命的途径。生命要好好养护才能长寿，
就像种庄稼一样，种植的方法不同，收成

也相差悬殊。如果贪恋五谷，沉溺声色，眼睛就会被美色所迷惑，耳朵就会被放荡的歌声麻痹，浓滋厚味就会煎熬脏腑，甜浊的美酒就会损害肠胃，过食芳香的食物腐蚀骨髓，过度的喜怒逆乱正气，思虑销铄精神，哀乐伤害真气。"夫以蕞（zuì）尔之躯，攻之者非一途，易竭之身而外内受敌，身非木石其能久乎！"人体如此弱小，而损害攻击身体的途径却不止一种，本来就容易耗竭的身体，却外内受敌，身体不是石头、木头，这样打击怎么能够活得长久呢？

013. 知名位之伤德　故忽而不营
非欲而强禁也　识厚味之害性
故弃而弗顾　非贪而后抑也

　　嵇康在《养生论》中说，善养生的人"清虚静泰，少私寡欲。"那么怎样才能做到内心清静，虚怀安泰，少有私欲呢？嵇康说："知名位之伤德，故忽而不营，非欲而强禁也。识厚味之害性，故弃而弗顾，非贪而后抑也。"这就指出：善于养生的人，知道追逐名利地位有伤德性，所以从不看重名利而去钻营，并不是内心想要名位却强行禁止自己去争取，而是根本就没有这个欲望。明白厚味有害于身体，所以开始就远离厚味而不去沾染，并不是先贪食美味然后再压抑厚味对自己的诱惑。这样一来，神气因为心境的淳和清虚而显得格外充实，豁达没有忧患，寂静没有思虑，意守自己的一团真气，以平和为标准来养生。有了这个前提，所实施的各种养生方法才会一天天地见效。比如服食灵芝以熏染身体，饮清泉以滋润脏腑，沐浴朝阳，抚琴弄乐来陶冶自己的情志，这样心境悠闲，自由自在，体味内心的玄妙感受，忘掉欢乐，也就是不执著于寻找欢乐，之后才能享受欢乐的富足。忘却生死，不刻意追求长生，而后才能享有自然而然的健康长寿。如果长久坚持这样做，还愁不如上古的神仙一样吗？

014. 少不勤行 壮不竟时 长而安贫 老而寡欲 闲心劳形 养生之方也

我国古代的医家都很重视养生，如梁代医学家陶弘景就辑著了古代养生资料的汇编《养性延命录》，其中收录了战国时期道家代表人物列子提到的养生原则。列子说："少不勤行，壮不竟时；长而安贫，老而寡欲；闲心劳形，养生之方也。"这就是说，如果年少的时候不勤走路，那么壮年时期走起路来就连一个时辰也支持不了。长大后能够安于清贫，年老时也会少有欲望。让自己的心情感到闲适，多一些适当的体力劳动，这就是养生的法则。

015. 形生愚智天也　强弱寿夭人也
天道自然　人道自己

　　养生是一辈子都要做的事情，而不是到了老年才想到要养生延寿。天地自然的运转规律是自然而然的，是不以人的意志为转移的，人的生命道路却要自己去走。我们长什么样子，愚笨还是聪明，这种差别是天生的。可是身体的强壮和虚弱，长寿还是短命，这是人为的。《养性延命录》告诉我们："形生愚智，天也；强弱寿夭，人也。天道自然，人道自己。夫始而胎气充实，生而乳食有余，长而滋味不足，壮而声色有节者，强而寿；始而胎气虚耗，生而乳食不足，长而滋味有余，壮而声色自放者，弱而夭。"生命从一开始成胎，父母就要注意保养胎气，使之充实，出生以后要母乳和食物充足有余，长大后滋味清淡，壮年阶段声色有节，这样就会强壮而长寿；如果开始就胎气虚弱耗损，出生后乳食不足，长大后喜欢肥甘厚味，壮年时声色放纵，就会身体虚弱而易夭折。《道机》这本书上也说：人的生命有长有短，这不是天生注定的，而都是由于调养身体不谨慎，饮食过量，淫佚无度，违背阴阳之道，神不守舍，精力耗竭，萌生了各种疾病，所以不能走到人生应有的终点。

016. 养生大要　啬神　爱气　养形
　　导引　言语　饮食　房室　反
　　俗　医药　禁忌

　　养生并不是一件复杂的事情，但基本的要领一定要把握。《养性延命录》中收录了东晋时期著名的玄学家和养生学家张湛所著的《养生集序》，其中提出了十条养生大要："养生大要，一曰啬神，二曰爱气，三曰养形，四曰导引，五曰言语，六曰饮食，七曰房室，八曰反俗，九曰医药，十曰禁忌。过此以往，义可略焉。""啬神"、"爱气"，是指要珍惜精神，爱惜元气，就是要调养精神，保养真气；"养形"、"导引"，是指适当的肢体运动和呼吸吐纳，是运动养生的内容；"言语"，是指语言上要谨慎，修养口德；"饮食"，则既要注意营养均衡，又要节制食欲，不能贪恋口腹之欲；"房事"，是指性生活要节制，不能过度；"反俗"，是不要媚俗，不沾染庸俗之气；"医药"，是养生体系中的一部分，有病还是要求医用药，治愈疾病是养生的前提；"禁忌"，是养生大要之一，不管是生活环境，还是为人处世，包括各种养生方法中，都有影响健康的禁忌事项，它就像法律一样，一定要谨遵在心，然后再实施行动。除了这十个方面的养生要点之外，其他方面就可以忽略了。

017. 养寿之法　但莫伤之而已

养生的关键就是不要伤生。《养性延命录》收录了彭祖的话，说："养寿之法，但莫伤之而已。夫冬温夏凉，不失四时之和，所以适身也。"意思是说，冬天注意保暖，夏天保持凉爽，随四时的天气变化调整，让身体舒适。反过来"重衣厚褥，体不劳苦，以致风寒之疾；厚味脯腊，醉饱厌饫（yù），以致聚结之病；美色妖丽，嫔（pín）妾盈房，以致虚损之祸；淫声哀音，怡心悦耳，以致荒耽（dān）之惑；驰骋游观，弋（yì）猎原野，以致发狂之失；谋得战胜，兼弱取乱，以致骄逸之败。"意思是说，如果不分季节地穿着厚重的衣服，盖着沉重的被褥，身体又禁不起体劳辛苦，就会导致风寒疾病；追求肥甘厚味，满足于醉酒饱食的宴饮，就会得中焦痞满的聚结之病；沉迷于美色妖丽，房事不节，就会招致筋骨虚损之祸；放荡的音乐，怡心悦耳，却会因逸乐过度而引起精神上的昏乱；驰骋游观，在原野上射猎，会令人精神和理智上失控而犯下大错；谋得战胜，欺负弱小，惹出祸乱，会因骄奢放纵而最终失败。即使是有德行的人有时也可能失去理智，所以养生不能有半点闪失，否则就会伤身害命。

018. 疾之所起　生自五劳　五劳既用　二脏先损

《养性延命录·服气疗病》记载了

《明医论》中的观点："疾之所起，生自五劳。五劳既用，二脏先损。心肾受邪，腑脏俱病。"意思是说，疾病的产生，最初是由五劳引起，如果五劳中的任何一劳发生，都会首先伤及心、肾两脏，而心肾受伤，其他脏腑就都受病了。劳，就是过度辛苦，《明医论》中认为："五劳者，一曰志劳，二曰思劳，三曰心劳，四曰忧劳，五曰疲劳。五劳则生六极，一曰气极，二曰血极，三曰筋极，四曰骨极，五曰精极，六曰髓极。六极即为七伤，故为七痛。"意志、思虑、心念、忧伤、疲倦，这五方面的过度劳累就会衍生六极，就是气、血、筋、骨、精、髓的极度耗伤，六极就是七伤。隋代巢元方《诸病源候论》中提出："大饱伤脾，大怒气逆伤肝，强力举重、久坐湿地伤肾，形寒饮冷伤肺，忧愁思虑伤心，风雨寒暑伤形，大怒恐惧

不节伤志，为七伤"。因有七伤所以产生
七痛。

019. 诸药饵法 不废世务 凡欲饵药 但须精审 不可轻服

养生的方法很多，养生的药物和食物
也不可胜数，如果每个专家推荐的方法都
去尝试，那么一天除了养生，就没有多少
时间做其他事情了。面对浩如烟海、真假
难辨的养生理论、方法、药食，《颜氏家
训·养生篇》给我们提出警示："诸药饵
法，不废世务"；"凡欲饵药，但须精审，
不可轻服"。古人常常以"家训"的形
式，用自己的经历、思想、学识、经验来
告诫子孙，《颜氏家训》是南北朝时期著
名的思想家、教育家、诗人和文学家颜之
推的著作，他通过自己的切身感受提出了
这两句养生箴言。意思是：养生要以不荒

废当前事务为前提，有一些简单的不耽误时间的养生方法可以常用，如喝茶、叩齿、干洗脸等简单、有效、省时、省事，长久坚持，又不耽误做事情。颜之推还讲了他亲身实践叩齿法养生的经历，他说："吾尝患齿摇动欲落，饮食热冷，皆苦疼痛。见《抱朴子》牢齿之法，早朝叩齿三百下为良，行之数日，即便平愈，今恒持之。"如果要用药食养生，一定要选择经得起历史检验的方药，而且要精心审慎地选择。药养、食养，都要慎重。

020. 养生先须虑祸

皮之不存，毛将焉附？养生是以保全生命为前提的，不是保养了身体就可以健康长寿，还要首先考虑到远离祸患。所以《颜氏家训·养生篇》说："夫养生先须虑祸，全身保性，有此生然后养之，勿徒养其无生也。"生命都不存在了，养生也只是徒劳无功。《庄子·达生》中记有一个故事，说的是鲁国有一个善于养生的人，叫单豹，七十岁了还保持孩子般的体貌，可是他隐居岩穴，最终却被饿虎给吃掉了。这是只重养生而没有虑祸、避祸的悲剧。又如，魏晋嵇康的《养生论》一书为后世养生学奠定了基础，对陶弘景、孙思邈等医学家都深有影响，嵇康本人却因为性情刚烈而遭杀身之祸。再如，晋代石崇希望借助服饵养生长寿，却因为贪喜美色，与当权者争夺歌姬而被害，祸及全家。这是世人没有虑祸在先，而前功尽弃啊，是我们今人当引以为戒的。

021. 生不可不惜 不可苟惜

虽然"养生先须虑祸"，但养生并不等于贪生怕死，苟且偷生。《颜氏家训·

养生篇》说："夫生不可不惜，不可苟惜。涉险畏之途，干祸难之事，贪欲以伤生，逞悪（tè）而致死，此君子之所惜哉。行诚孝而见贼，履仁义而得罪，丧身以全家，泯躯而济国，君子不咎也。"这里颜之推给我们提出了一个值得珍视的生死观。生命不可以不珍惜，如果因为去冒险做事引来灾祸，贪恋欲望伤害生命，或者因为恶言邪念等等的情况而导致死亡，那么君子都会觉得这生命离开得太可惜了。可是，如果因为施行诚孝而被杀害，履行仁义而招致罪过，舍去自己的生命而保全家人，捐躯献身来济世救国，那么君子是不会怪罪他不珍惜生命的。有些所谓的贤人雅士在国家危难来临的时候，苟且偷生，但最终也不会得救，反招来困迫和屈辱，还遭后人唾骂。如果能大义凛然，为民族、国家的利益捐躯献身，虽死犹荣。颜之推用这样的话来教育自己的后代，所体现的正是中国人杀身成仁、舍生取义、保家卫国的大无畏的献身精神。这也正是中华民族以大义为重的优良传统精神。

022. 性自为善 习无不利也 性既自善 内外百病皆悉不生 祸乱灾害亦无由作

养生的最高境界是修养道德性情，道德性情是怎样形成的呢？一般是由好的习惯来养成的。唐代著名医学家孙思邈在《千金要方·养性序》中说："夫养性者，欲所习以成性，性自为善，习无不利也。性既自善，内外百病皆悉不生，祸乱灾害亦无由作。此养性之大径也。善养性者，则治未病之病，是其义也。"天生就具备善性的人，没有不利于生命的坏习惯。性情善良，百病不生，灾害不加，这是养生最好的途径。所以善养性的人就懂得治未病之病的真正意义。就像老子所说："善摄生者，陆行不遇虎兕。"这是道德带来的福祉。古人养性，不是只关注在吃药吐纳，而是在各种行为过程中修炼自己的道德性情。道德性情完备的人，没服过药饵，也可以长寿。道德性情不能克制，纵使服玉液金丹也不能延年。圣人使用药饵是用来拯救那些行为过度已经伤害了身体的人，愚蠢的人虽然因此抱病多年却还是不修自己的道德性情，疾病纠缠终身，却依然没有悔悟之心，即使再高明的医生，再好的长寿方法也是无法挽救他们生命的。

023. 养生五难 名利不去为一难 喜怒不除为二难 声色不去为三难 滋味不绝为四难 神虑精散为五难

　　魏晋养生家嵇康提出了影响养生的五大难点，"养生有五难：名利不去为一难，喜怒不除为二难，声色不去为三难，滋味不绝为四难，神虑精散为五难。"克服这五难，养生也就自然成功了。第一，名利乃身外之物，如果绞尽脑汁，日夜钻营，这是舍本逐末，必将导致心力交瘁，百病丛生。第二，情绪的波动也会扰动脏腑的安宁，使之功能失去平衡，大喜伤心，大怒伤肝，没有平和的心态，谈养生是没有意义的。第三，娱乐活动和性生活本来是可以愉悦身心、增进情感的，可是贪恋娱乐，甚至通宵达旦地唱歌喝酒，房事也不节制，那么这种"愉悦"就变成激发人放浪形骸、寻求刺激、追求肉欲的魔鬼，让人损精耗气，精神涣散，血气激荡，发生虚损的疾病。第四，口腹之欲是当前阻碍养生的头号障碍。"天食人以五气，地食人以五味"，本来人应该更亲近天地自然，饮食清淡才能更好地品味和接收天地赐予我们的五味精微，可是现代人追求厚味的刺激，于是滋生了高血压、糖尿病、冠心病等"富贵病"，这些疾病是当前生命健康的最大杀手。"饮食自倍，肠胃乃伤。"所以对口感、厚味的追求，直接影响养生的效果。第五，思虑不能过度，精神不能分散。心神就像身体的君主一样，是发号施令的，心神在哪里，精气就在哪里，心神总是在外，处心积虑，斤斤计较，患得患失，压力过重，想事太多，精气就会耗散于外而不能滋养身体，正气不

足，外邪入侵，疾病纠缠，谈何养生！这
五难存在，虽然心里希望长寿，口里诵着
至理名言，吃的是山珍海味，可是不修炼
操行、不改变不良习惯，怎么能长寿呢？
牢记这五难的危害并去除陋习，那么顺应
自然之道的信心日益增加，道德情操日益
完备，不求福报自有善果，不求长生而生
命自然会延长，这是养生最大的要旨。

024. 习不纯正　少百岁之人

　　为什么现在科技这么进步、社会这么
发达，还是少有百岁老人呢？这个问题在
一千八百多年前东汉政治家仲长统同样谈
过，《千金要方·养性序》记载了仲长统
的解释："王侯之宫，美女兼千，卿士之
家，侍妾数百，昼则以醇酒淋其骨髓，夜
则房室输其血气，耳听淫声，目乐邪色，
宴内不出，游外不返，王公得之于上，豪

杰驰之于下。"这是说当时王公、豪杰房事不节，淫乱过度，用醇酒灼伤骨髓，沉迷性乐而耗伤气血，精神外泄。"及至生产不时，字育太早；或童孺而擅气，或疾病而媾精，精气薄恶，血脉不充。"加上没有在长大成年的时候求嗣，生育孩子太早，有的孩子稚气未脱就凭着意气行事，有的在生病的时候行房，这些都会导致精气薄弱受损，而血脉不得充实。"既出胞藏，养护无法，又蒸之以绵纩，灼之以五味。胎伤孩病而脆，未及坚刚，复纵情欲，重重相生，病病相孕。国无良医，医无审术，奸佐其间，过谬常有，会有一疾，莫能自免。"生下孩子后，养护无法，过度保养，五味灼伤。有的因胎中受到损伤而身体脆弱，长大后身体还没坚固强健起来又放纵情欲，这样伤上再加伤，病病相孕，加上国家没有良医，医生没有精湛的医术，甚至奸巧欺诈夹杂其间，误诊误治非常普遍，碰上有病的时候，没有几个能免除灾祸的，所以"当今少百岁之人者，岂非所习不纯正也。"这些现象也给我们检讨现代社会风气敲响了警钟。

025. 斋戒谓之信解　安处谓之闲解
存想谓之慧解　坐忘谓之定解
信定闲慧四门通神谓之神解

怎样来晓悟养生之道呢？唐代高道司马承祯在《天隐子养生书·神解》中借用佛教"渐教"一派修行的方法，提出五个层次的养生境界。认为世人均具佛性，但受世俗杂念的影响，须积学修行，才能渐次达到最高境界，这个由浅入深的过程就称为"渐"。司马承祯说："斋戒谓之信解，安处谓之闲解，存想谓之慧解，坐忘谓之定解，信、定、闲、慧四门通神，谓之神解。"渐悟之首是斋戒，斋戒不只是吃素食、洗澡去垢净身这么简单，斋戒的内涵是饿了就吃，吃不令饱，意在节食调和脾胃，并沐浴，或干浴，用手搓热皮肤，意在使身体气血畅达，这是一种调理形体的方法。斋戒是"信解"之道，就是要相信不移才有可能对养生之道了悟于心。第二是安处，就是身居静室，心目皆安，心中闲适才能了悟，所以叫"闲解"。第三是存想，存是存我之神，想是想我之身，闭上自己的眼睛就看到自身，把放在外界的心思收回来才能发现自己内心真正的声音，心目不离我的身体，就不会伤我的神，神不受伤才能打开智慧，了悟经义，所以叫"慧解"。第四是坐忘，通过存想而达到遗形忘我的境界，与道相合，视而不见，心无所动，因而称之为"定解"。第五是在信、闲、慧、定基础上的万法通神的最高境界，就是不施行而自至，不着急而迅速，阴阳变化通达，生命也就能与天地一样长久的神通境界，因而叫"神解"。

026. 兼三才而言谓之易 齐万物而言谓之道德 本一性而言谓之真如 入于真如 归于无为

养生要从最根本处着手，要了解天地之道，万物之性，和人最纯一的灵性的本来面目。《天隐子养生书》说："兼三才而言谓之易，齐万物而言谓之道德，本一性而言谓之真如。入于真如，归于无为。""兼三才而言谓之易"，是说讲天、地、人三才之道的是《易》，什么是三才之道呢？《周易·说卦传》说："立天之道，曰阴与阳；立地之道，曰柔与刚；立人之道，曰仁与义；兼三才而两之，故《易》

六画而成卦。"《周易》六爻成卦暗示的就是天、地、人三才的阴阳、柔刚、仁义之道。"齐万物而言谓之道德",这是说阐释万物生成之道和万物之所以为之的自然规律的是《道德经》。以纯一灵性为根本的是《法华经》、《楞严经》、《涅槃经》等这些了悟永恒实体、实相的经典。当从最本质的角度悟到生命与天地自然之性,就会回归到天道无为的境界。"天隐子"是唐代司马承祯的道号,他依天地之道而生,顺天地人之道而死。凭借万物之性而动静,根据是否具备纯一灵性来区分邪僻和本真。所以生死、动静、邪真都能以无为而了悟,进入这种"神解"的境界,那么人也就可以成为仙人了。

027. 何谓安处　非华堂邃宇　重裀广榻之谓也　在乎南向而坐东首而寝　阴阳适中　明暗相半

具体怎么做才是安处呢？《天隐子养生书·安处》告诉我们："非华堂邃宇、重裀（yīn）广榻之谓也。在乎南向而坐，东首而寝；阴阳适中，明暗相半。"安处并不是要有华丽的殿堂，深阔的房屋，厚软的褥垫，宽大的床榻，而是在于面向南方而坐，头朝东面而卧，屋中阴阳适中，明暗各半。怎样调节明暗呢？"屋勿高，高则阳盛而明多；屋无卑，卑则阴盛而暗多。故明多则伤魄，暗多则伤魂。人之魂阳而魄阴，苟伤明暗，则疾病生焉"。房屋构架不能太高，太高就会阳盛明多，但也不能太低，低则阴盛暗多。明多伤魄，暗多伤魂，人的魂属阳而魄属阴，如果因明暗所伤，也会生病的。司马承祯描述了他的居室，"四边皆窗户，遇风即阖，风息即开。吾所居座，前帘后屏，太明则下帘以和其内映，太暗则卷帘以通其外曜。内以安心，外以安目。心目皆安，则心安矣。"

028. 安则物之感我者轻　和则我之应物者顺　外轻内顺而生理备矣

宋末人将苏东坡所撰《医药杂谈》并入沈括所辑《良方》，合编而成一本医书《苏沈良方》，在其中的《问养生篇》中，苏东坡讲述了他曾向一位姓吴的老人问养生之道的事情，老人家给了他两个字的答案："曰和，曰安。"什么是"和"呢？比如天地中的寒暑变化，即使冷到滴水成冰，热到金属都要熔化了，可是万物并不会因为寒暑变化而得病，是因为季节的寒暑变化是一点一点发生的，万物在这些微小的变化当中很容易就顺应了。日月交替而去，昼夜往复而来，变化时刻都在发生，却不知不觉，变化细微到极致，万物也顺应到极致，这就是"和"达到极致。假使最寒冷的天气和最热的天气不断地交替出现，人早就被折腾死掉了。什么是"安"呢？苏东坡讲他曾乘船遇到大风，船上的人像被绑着一样上下翻腾，像踏车轮子一样旋转，天旋地转，眼目昏花，肚子里翻江倒海，呕吐不止。可是他却饮食起居和平常一样，不是因为他有什么特殊的方法，只是不要与汹涌的波涛去争得平静，而是听任船的摆布而已。所以大凡人们生病的原因，没有不是因为外物干扰的。比如说，食物中有蛆，肯定令人作呕；如果不让他看见食物里面的蛆而让他吃，他也不会呕吐。这个现象产生的原因是什么呢？谈山珍海味肯定会咽口水，说臭粪垃圾常常会唾口水，八珍与粪便肮脏之物并没有看到，也没有接触，怎么会出现一个咽、一个唾两种反映呢？真的是我们自身内部的原因造成的吗？当醒悟到这是我们内心在作怪，那么即使真的看到、碰到这些东西，我们也不会心动而产生咽或唾的反应了，这就是"安"的境界。由此可见，"安则物之感我者轻，和则我之应物者顺，外轻内顺而生理备矣。"意思是说，"安"则我受外物干扰、影响的程度小，"和"则我顺应外物的变化比较顺畅，外物轻，内心顺，生理功能的调整就会很完备。

029. 安乐之道　唯善保养者得之

《寿亲养老新书》是元代邹铉根据宋

代陈直著的《养老奉亲书》十五篇，又征引前人养生资料，参照自己的养生经验而增写的养生专著，其中《保养》一章主要讲"安乐之道，唯善保养者得之。"就是只有善于保养的人才会享受到人生的安乐。这是什么意思呢？孟子所养的是人生的"浩然之气"，就是说养生第一要务是不断地用仁义道德来蓄养一种极其浩大而有力量的一身正气。太乙真人告诉我们还要养身体之内气、精气、血气、脏气、肝气、胃气和心气。具体做法是"一者少言语养内气，二者戒色欲养精气，三者薄滋味养血气，四者咽津液养脏气，五者莫嗔怒养肝气，六者美饮食养胃气，七者少思虑养心气。"为什么养生就是养气呢？因为中医认为，元气是神赖以存在并发挥作用的凭借，所以养气才能全神，这才是养生的正道。大凡在形体当中，所要保养的没有先于元气的。各种摄养之道中，没有什么调养生命的方法比得上陶冶调和性情以持守和充实体内的真元之气更根本。保养元气的方法，是在悠闲的时候安适却不忘记各种有损生命的危险存在。

030. 已病而不治　所以为医家之法
未病而先治　所以明摄生之理

现在的很多医生都是一门心思地追求医术，想着治病，而事实上医生应该把更多的注意力放在告诫人们如何去养生而治未病。元代医学家朱丹溪是滋阴派鼻祖，创立"滋阴降火"法以救宋代以来医家习用《和剂局方》的温燥之弊。这样一位医学大家同样是主张养生在前，他在《丹溪心法》中说："与其救疗于有疾之后，不若摄养于无疾之先。盖疾成而后药者，徒劳而已"。这种主张没有生病时要先预防，而不赞成等到生病后再去吃药治疗的思想，说的就是《黄帝内经》中"不治已病治未病"的道理。所以朱丹溪说："已病而不治，所以为医家之法，未病而先治，所以明摄生之理"。朱氏认为"已病而不治"应该成为警戒医家的法则，意在告诫人们重视防患于未然，"未病而先治"则是用以使人明确养生的重要性。这样，考虑到自己的生活行事方式有可能患什么病就事先预防的人，还有什么可忧患的呢？我们常说备土以防水，如果不挡住涓涓细流的小漏洞，那么总有一天会遭到无力遏制的滔天洪水，如果不扑灭萤火虫一样微弱的火光，就会发展成无法制止的燎原之势。水火如果势头大了都不能止住，何况疾病已经生成，怎么能轻易治愈呢？

031. 不流于物谓之摄　以安其分谓之养

养生之道又称为摄养之道，什么是摄养呢？元代王珪的《泰定养生主论》专门论述了自幼及壮到老都要遵循的摄养原则，他告诉我们："特消息否泰而行之藏之，量其才能而负之荷之，以不流于物故谓之摄，以安其分故谓之养。"首先要衡量一下这件事对身体有增益还是有损耗，对健康是好还是坏，再决定去做还是不做；考量一下自己的能力再决定是否承担重任。把不因外物的牵涉而游移放纵自己称为"摄"，把安分守己，不做超出自己的身份、能力的事情称为"养"。晋代医家葛洪（抱朴子）说："才不逮，强思之，力不胜，强举之，伤也甚矣"。这就告诉我们，如果才智达不到而勉强自己去想达到，自己的体

力不能胜任的重物却强迫自己去举起来，
这对身体伤害是最大的。深深的忧郁，大
怒仇恨，悲哀憔悴，喜乐过度，心情急切
地追求于物欲，因患得患失而满腹忧愁，
谈笑无所顾忌，天亮不起床，深夜不睡觉，
疯狂地涉猎游戏，酩酊大醉后呕污吐秽，
吃饱了就睡，跑跳气喘乏力，时而欢呼时
而哭泣，这些都是过度伤身的行为，这些
行为都是古人严格要求戒除或节制的。

032. 及其老也　血气既衰　戒之在
　　　得

　　孔子在《论语·季氏》中说："及其
老也，血气既衰，戒之在得。"指出了老
年人养生重在"戒得"。《泰定养生主
论·论衰老》中解释说：到了老年，身体
的盛壮阶段已经过去，血气虚衰了，如果
还念念不忘获取名利，患得患失，那就对

健康延年极其不利，所以老年人应该"戒得"。北宋道学家张紫阳诗曰："人生虽有百年期，寿夭穷通莫预知。昨日街头方走马，今朝棺内已眠尸。妻财遗下非君有，罪业将行难自欺。大药不求争得遇，遇之不炼更迷痴。"老年人养生不要追求方法奇特，应该先用前贤的教诲洗涤心中的郁结，名利不苟求，喜怒不乱发，声色不沉迷，饮食口味不偏好，心神无邪念。不好的书不读，不急的事务不硬撑着去做，长幼尊卑谨守规范，贫困富有安乐随缘，心有定见就不会患得患失影响健康了。

033. 人有三死　而非其命也　行己
　　　 自取也

一个人的寿命长短不是天注定的，是由自身的行为来决定的。《孔子家语》中记载，哀公向孔子请教智者和仁者的寿命长短时，孔子说："人有三死，而非其命也，行己自取也。"所谓"三死"是：第一种就是"寝处不时，饮食不节，逸劳过度者，疾共杀之。"该睡不睡，该起不起，吃喝没有节制，安逸或劳累过度，各种疾病就会一起来戕杀生命。第二种情况是"居下位而上干其君，嗜欲无厌而求之不止者，刑共杀之。"处在下属的位置却干涉高层的事务，嗜好贪欲总是不能满足而极尽各种手段追求不止，就会触犯刑律，各种惩罚就会一起来戕杀生命。第三种情况是"以少犯众，以弱侮强，忿怒不类，动不量力者，兵共杀之。"以少数人的利益侵犯大众的利益，以弱势攻击强势，不量力而行的，刀兵之灾就会一起来戕杀生命。这"三死"都不是命本该如此，而是自己的行为不当自取短命。有智慧、有仁德的人，注意保养身体而有所节制，根据事情是否符合道义来决定做与不做，喜怒的表现也适合时宜，如果所作所为没有伤害人的本性，不是就可以达到高寿了吗！

034. 养生以不损为延命之术 不损以有补为卫生之径 居安虑危防未萌也

养生实际是很简单的事，你不损害生命就是延年益寿的方法，而不损害生命是以对生命有所补益为途径的。居安思危，防患于未然，不因为小的恶习无害而不去除，不因为小的善举无益而不去作为。这是南宋末年陈元靓编撰的《事林广记·防患补益》的中心思想，他说："养生以不损为延命之术，不损以有补为卫生之径。居安虑危，防未萌也。不以小恶为无害而不去，不以小善为无益而不为。"并指出了一些具体的"不损"、"有补"的养生方法：起床睡觉要按照四季变化而有早晚的不同，行为举止有和谐适当的一贯之规，调和筋脉可以用俯仰运动的方法，养正气、祛邪气可以用吐纳呼吸的方法，使荣气和卫气流通周行有序可以采用补泻的方法，遇到具体的事情是该节制还是该积极努力，是该有所劳动还是应该休息，这些都根据对身体有补或有损去判断和抉择。忍怒可以保全阴气，抑悲能够保全阳气。清虚的心态可以去除狂躁和忧虑，安闲的生活能够保养天真性情。淡然无欲，了然无为，处于寂寞的境地，自得虚静而微妙的乐趣。虽然年轻时身体受到损伤，气弱血枯，到了晚年醒悟再防患补益，气充裕了神就充沛，自然也可以延年益寿了。

035. 养德养生无二术

养生就是养德，养德也就是养生。明

代医文皆精的王文禄，自号沂阳生，他撰写的养生专著《医先》就提出"养德、养生无二术"的观点。他说："养德、养生二而无全学也。"就是说养德和养生是一回事。为什么这么说呢？《易经》讲"天地之大德曰生"，"生"是天地最大的德行，那种把养德归属儒家，认为是正道，把养生归属仙家，说成是异端，这是不对的。如果身体死亡了，德又在哪里体现呢？所以孔子注重道德教化，可是也慎对疾病，说："父母唯其疾之忧"，一方面父母为孩子的疾病担忧，另一方面儿女也为父母的疾病担忧，孔子教导人们要存仁德之心于中正平和的健康身体当中。我们都知道养生要养气，孟子主张的是"我善养吾浩然之气"，什么是浩然之气呢？它是一种非常浩大，非常有力量的正正堂堂之气，用正直坦荡的胸怀去养它而不去伤害它，它就可以充满天地之间。这种气要与仁义道德相配，否则就没有力量，它是持续地汇集蓄积仁义道德才得以生成的。这种养气的方法就是"持志"，就是守持自己的心思意念，明辨是非善恶随时平正自己的起心动念，"志，气之帅也"，内心的道德意志是气的统帅，所以要"勿忘"，就是不能对心志听之任之，而忘了用道德仁义来长养正气。还要"勿助"，就是不可只顾炼气来拔苗助长，所以孟子用"持志养气"来医治社会的不良风气，斟酌人的道德状况"勿忘勿助"地制定方法。保全仁，是完善内心，意志坚定气就会从意而生；蓄积义，是顺从心意，气随之而生，意志更为坚固。养德与养生达到中正和谐、不偏不倚的境界，疾病从哪里发作呢？所以说养生与养德是一回事。

036. 不贪不躁不妄　可以却未病而尽天年

明代医家李梴推崇朱丹溪、李东垣的养生理论，提出了切实可行的具体方法，力排所谓飞升成仙之说，同时也反对形式主义的养生之法。他在《医学入门·保养说》中指出："若识透天年百岁之有分限节度，则事事循理，自然不贪不躁不妄，斯可以却未病而尽天年矣。"意思是说，如果透彻地认识到天年百岁的自然规律，就会事事按着自然规律去做，不贪婪，不急躁，不妄动，这就可以却未病而尽天年了。养生并不是追求不死。人总有一死，只是我们不要自己在走向死亡的道路上加速。上古懂得养生之道的人可以尽享天年，也不过活到一百多岁，哪有飞升成仙不死的呢？有人说，保养既然是轻易而有明显效果的，为什么现在短命的人多而长寿的人少呢？我们在饮食、起居、运动的时候，怎么能由心念来掌控而不犯错误呢？李梴分析说：现在的香醪美味摆放在面前，虽然是疾病所禁忌的饮食也不顾了。况且内心中情志激动，虽然病情危险也难以遏止。还有心中急切地贪图虚名，竞逐利益，以致身体过于劳累损伤却并不察觉。这些都是古今人寿命不同的原因，不是先天禀赋不同的缘故，实在是现代人不如古人重视自己的身体啊！

037. 保养可勿药

保养得当就可以不依赖药物养生。有些人企图用一些药物来养生，那实际上还是舍本逐末。李梴在《医学入门·保养说》中提出了不用吃药而能达到药物作用的保养方法。第一，"避风寒以保其皮肤六腑，则麻黄、桂枝、理中、四逆之剂不必服矣"，就是说注意避风寒来保护皮肤六腑，那么解表理中的麻黄汤、桂枝汤、理中丸、四逆汤这些药就不用吃了；第二，"节劳逸以保其筋骨五脏，则补中益气、却劳健步之剂不必服矣"，就是说注意劳累和安逸有所节制来保养筋骨五脏，那么补中益气、解除疲劳、强健脚步的药就不用吃了；第三，"戒色欲以养精，正思虑以养神，则滋阴降火、养营凝神等汤又何用哉！"若用节制色欲来养精，端正思想来养神，那么滋阴降火、养营凝神的汤药就不用吃了；第四，"薄滋味以养血，寡言语以养气，则四物、四君、十全、三和等汤又何用哉！"口味清淡可以养血，寡言少语可以养气，那么四物汤、四君子汤、十全大补汤、三和汤等补养气血的药就不用吃了。以上只是略举例子，目的是告诫那些身体疲惫、疾病缠身又不知道学习的人们，养生重点是养心，养心莫善于寡欲。

038. 老人养生五戒

关于如何安享晚年的问题，明朝太医院吏目龚廷贤辑著的《寿世保元·老人》中提出了五个要点：一是不要拘于礼节而耗费筋力。"老者安之，弗以筋力为礼，广筵耑（zhuān）席，何当勉强支陪，衰年之戒，一也。"老人要身心安闲，做事要考虑自己的体力能否承受得了，如果为了礼节上的需要，参加盛大隆重的酒席，如果身体疲惫了何必还要勉强支撑陪客呢，这是体衰之年当戒的。二是不能患得患失。"戒之在得，举念浑无去取，家之成败，开怀尽付儿孙；优游自如，清心寡欲，二也。"老人戒之在得，要心胸开阔一些，家业的成功与失败都交付儿孙吧，心无挂碍，自己优游自如，清心寡欲。第三是要小心调养身体。"衣薄绵轻葛，不宜华丽粗重，慎于脱着，避风寒暑湿之侵，小心调摄，三也。"衣着天然的棉布葛衫，不要追求衣饰华贵繁丽，衣服加减穿脱要谨慎，避免风寒暑湿等外邪侵入身体。第四，要顾护脾胃，"饮温暖而戒寒凉，食细软而远生硬，务须减少，频频慢餐，不可贪多慌慌大咽，四时宜制健脾理气补养之药，四也。"老人阳气已经虚弱，脾胃的正常工作更需阳气推动，老人应注重固护脾胃后天之本，一般寒性水果都应该少吃或者不吃，而从冰箱里拿出的食物更是大寒之性，更不能肆意食用。如不顾寒凉，就是戕害生命的后天化源之本，还何谈养生长寿呢？第五注意起居有度。"莫为寻幽望远而早起，莫同少壮尽欢而晚归，唯适性而已，五也。"不要为了好奇探险而起得过早，也不能和年轻人一样狂欢畅饮而回家太晚。

039. 绝戒暴怒　最远房室　更慎起居　尤忌忧郁　顺就寒暄　节调饮食

这段话是明朝太医龚居中辑著《红炉点雪·戒忌箴》中对痰火病人的告诫箴言，杜绝暴怒，远离房事，起居谨慎，尤其不要忧郁，朋友交往也要适度，不能因为时间久了不见面就觉得被冷落，也不能整天泡在一起，不要以为事事都要亲自到场帮忙才算热情，饮食也要有所节制和调养。

下篇 养生之法

第一章　四时起居养生

040. 春三月　夜卧早起　广步于庭　被发缓形　生而勿杀　予而勿夺　赏而勿罚

　　四时养生，就是按照春夏秋冬四季气候的特点以及其对人体的影响来养生。《素问·四气调神大论》着重论述了四季之气的变化规律以及人顺时养生的具体方法。

　　春季如何养生？"春三月，此谓发陈。天地俱生，万物以荣，夜卧早起，广步于庭，被发缓形，以使志生，生而勿杀，予而勿夺，赏而勿罚。此春气之应，养生之道也。逆之则伤肝，夏为寒变，奉长者少。"这就是说，春天的三个月，阳气上升，发育万物，推陈出新，所以叫做"发陈"。天地自然焕发生机，万物欣欣向荣，人也应该稍晚入睡，早点起床，披散开头发，穿着宽松舒适的衣服在庭院中散步，让精神得到调摄，胸怀意志得以抒发，心情愉快。顺应春天的生机而不要滥行杀伐，多向外施予，不要索取掠夺，多行鼓励和赞赏，少打击和惩罚。这才能与春天的生发之气相顺应，是保养春生之气的方法。违背春生舒发之气就会伤肝，肝气受伤，提供给夏季的长养之气就会少，夏季会生寒性病变。

041. 夏三月　夜卧早起　毋厌于日
　　　使志无怒　使华英成秀　使气
　　　得泄　若所爱在外

　　夏季如何养生？《素问·四气调神大

论》说："夏三月，此谓蕃秀。天地气交，万物华实。夜卧早起，毋厌于日。使志无怒，使华英成秀，使气得泄，若所爱在外。此夏气之应，养长之道也。逆之则伤心，秋为痎（jiē）疟。奉收者少，冬至重病。"夏天的三个月，是万物滋长、茂盛华美的季节，所以叫做"蕃秀"。天气下降，地气上升，天地之气交感，而使植物开花结果。人还是应该稍晚入睡，早点起床，不要讨厌夏季的白天太长、太阳太晒。要使情志愉悦舒畅，不要发怒，让精神如花般绽放，使气机宣畅，疏泄自如，像所喜爱的事物在外面吸引你一样，意气舒展外向。这是与夏季万物生长茂盛的特点相应，是人类在夏季保护长养之气的方法。违背了夏季长养的规则，就会伤心，提供给秋天收敛之气的力量就会不足，所以秋天容易发生疟疾，夏季长养的阳气受损，火就积蓄不足，而到了冬天，没有阳热温煦之力来平衡，寒水就会更寒，所以冬天生病会非常严重和危险。按照中医五行学说，秋季应肺、应金，冬季为应肾、应水，如果秋气不足，金生水的力量就不足，冬天肾水就会亏虚，而生内热的疾病，所以冬天时患病会很严重。

042. 秋三月　早卧早起　与鸡俱兴　使志安宁　以缓秋刑　收敛神气　使秋气平　无外其志　使肺气清

秋季如何养生？《素问·四气调神大论》说："秋三月，此谓容平。天气以急，地气以明。早卧早起，与鸡俱兴。使志安宁，以缓秋刑；收敛神气，使秋气平，无外其志，使肺气清。此秋气之应，养收之道也。逆之伤肺，冬为飧（sūn）

泄。奉藏者少。"万物在夏天长养，到秋天果实已经成熟，收获的成果把容器装得满满当当，所以秋天三个月叫做"容平"。盛夏过后寒气来复，冷热空气对流，产生劲疾的秋风，地上万物也褪去夏日繁盛的色彩，转而暗淡清肃，树叶凋零。这个时候要早点睡、早点起，像鸡的活动时间一样，黄昏就入舍睡觉，天亮就开始活动，睡眠时间要比夏天长一些，用来养秋收之气。秋天要让自己的神志安宁，以缓解秋天收敛肃杀之气对人体的影响。收敛神气，以适应秋天容平之气。精神内敛，不再向外分散心志，以保持肺气清肃的功能，这是适应秋气的特点，保养人体收敛之气的方法。违背了这个原则就会伤了肺气，肺与大肠相表里，到冬天就会常发消化不良的腹泻病，因为秋天提供给冬天闭藏之气少，闭藏不住就会水谷杂下。

043. 冬三月　早卧晚起　必待日光 使志若伏若匿　若有私意　若 已有得　去寒就温　无泄皮肤 使气亟夺

冬季如何养生？《素问·四气调神大论》说："冬三月，此谓闭藏。水冰地坼（chè），无扰乎阳。早卧晚起，必待日光。使志若伏若匿，若有私意，若已有得，去寒就温，无泄皮肤，使气亟（qì）夺。此冬气之应，养藏之道也。逆之则伤肾，春为痿厥（wěi jué）。奉生者少。"冬天草木凋落，昆虫藏入泥土不吃不动，万物生机闭歇，阳气内藏，所以叫"闭藏"。这个时候水寒冰冻，大地龟裂，不要轻易扰动阳气。应该早睡晚起，一定要等待阳光升起再起床。让自己的神志藏伏于内，安然自得，好像有个人的秘密不能对外泄露一样，或者像自己得到了喜爱的东西藏起来不随便给人看一样。要避开寒冷，靠近温暖的地方，不要让皮肤开泄，不能让阳气不断地被寒气夺走。这是与冬天闭藏之气相适应，是保养人体闭藏功能的方法。违背这个原则去生活和劳作，就会伤及肾气，肾水生肝木，肾水不足，提供给春天肝木之气的条件就不充足，在春天的时候生长之气不足，容易发生四肢不温、痿软无力的疾病。

044. 春夏养阳　秋冬养阴

春、夏、秋、冬一年四季更替，周而复始，其中春夏属阳，秋冬属阴，《素问·四气调神大论》说："夫四时阴阳者，万物之根本也。所以圣人春夏养阳，秋冬养阴，以从其根，故与万物沉浮于生长之门。逆其根，则伐其本，坏其真矣。

故阴阳四时者，万物之终始也，死生之本也，逆之则灾害生，从之则苛疾不起，是谓得道。"这是阐释：阴阳之气随着四时季节的变化而消长，这也是万物生、长、化、收、藏的根本原因所在，所以圣人是春夏养护阳气，以适应生长的需要，秋冬养护阴气，以适应收藏功能的需要，用这样的养生方法来顺从自然变化的规律，就能和万物一样自然而然地随着生、长、收、藏的生命运动节律来生活。违背了这个规律，就会戕伐生命的根本，损害人体真元之气。所以说阴阳四时，是万物始发与终结的规律，是生存与死亡的本源。违背了四时阴阳规律，就会产生灾害，顺从这个规律，就不会罹患严重的疾病，也就是有得于养生之道了，有智慧的人能够按规律去做，愚昧的人则常常背道而驰。

045. 暮而收拒　无扰筋骨　无见雾露　反此三时　形乃困薄

《庄子·让王》说："日出而作，日入而息，逍遥于天地之间而心意自得。"人的起居为什么要日出而作、日落而息呢？《素问·生气通天论》讲出了其中的道理："阳气者，一日而主外。平旦人气生，日中而阳气隆，日西而阳气已虚，气门乃闭。故暮而收拒，无扰筋骨，无见雾露，反此三时，形乃困薄。"阳气主动，人身的阳气就像太阳一样，没有太阳就没有生命的活动，人没有阳气也就没有了生命的活力，就会死亡。阳气在身体里的运行随太阳的升起落下而涨落，白天时阳气在体表，起到保护身体、抵御外邪入侵的作用。清晨阳气开始活跃，并趋向于体表，人便从睡眠中醒来，开始起床活动，到中午时阳气达到最旺盛的阶段，太阳西下的时候阳气由盛转弱，体表的阳气开始减少，汗孔开始闭合。到了晚上，阳气收敛，据守于内，人体也该休息了，这个时候就不要活动而扰动筋骨，也不要接近雾露潮湿之气。如果违反早晨、中午、晚上这三个时辰里阳气的运动规律，身体就会正气虚弱，容易遭受邪气侵扰而困乏衰薄。

046. 春夏泄泻　秋冬闭藏

　　西晋文学家张华在《博物志》中记载了号称青牛道士的汉代方士封君达留给皇甫隆的养生方法："体欲常少劳无过度，食去肥浓，节酸咸，减思虑，损喜怒，除驰逐，慎房室，春夏泄泻，秋冬闭藏。"皇甫隆就是按照这个方法养生，活了一百多岁依然耳聪目明，体力不衰。这就告诉我们：要经常有些劳动但不要过度，饮食去除肥甘厚味，酸的和咸的要节制，减思虑，少喜怒，不追名逐利，谨慎房事，除了这些前面提过的原则外，我们尤其要注意的是"春夏泄泻，秋冬闭藏"。春夏是阳气生发的季节，所以不要讨厌出汗，因为出汗是宣泄体内过盛阳气的一种途径，如果春夏一出汗就想办法制止，或吹空调，或吹强风，或饮冰水，这一刻汗是止住了，可是过盛的阳气郁闭在体内，不得宣泄。另外皮肤是人体最大的排泄器官，春夏温度升高，各种新陈代谢速度加快，如果邪气和过盛的代谢废物不能以出汗的形式及时排出体外，就会形成内热之病。而到了冬天则要少出汗，以保护这个季节本已衰弱的阳气，所以冬天更要少运动，少吃助汗的食物和药物，要学会在秋冬季节闭藏自己的能量。

047. 夏至宜节嗜欲　冬至宜禁嗜欲

宋代文学家马永卿在《嫩真子》卷二中引用了官中隐士骆耕文道的话说："修养之士当书月令置座左右，夏至宜节嗜欲，冬至宜禁嗜欲。"就是让修行养生之道的人把《礼记·月令》篇抄写下来放在座位的旁边随时对照查看，因为《月令》记述了农历每年十二个月的时令和与时令相关的事物。在夏至之时要节制嗜欲，在冬至之时要禁止嗜欲。为什么这么说呢？因为古人认为阴阳二气在一年四季中是互为消长的，夏天为阳气最盛的季节，冬天为阴气最盛的季节，在夏至这天是阳极转阴，而在冬至这一天，是阴盛转阳。嗜欲，在四季都是有损身体的，只不过在夏至、冬至阴阳交替的时候嗜欲对身体伤害最大，所以在这个时候要节嗜欲、禁嗜欲，以让自己的身体适应阴阳的变化。

048. 当春之时　食味宜减酸益甘以养脾气　勿饥腹多食　顿去棉衣

　　春天的时候该怎样养生呢？元代道士丘处机所著的《春季摄生消息论》说："当春之时，食味宜减酸益甘以养脾气。春阳初生，万物发萌，宿疾发动，清风和气，眺虚敞之处，用摅（shū）滞怀，勿饥腹多食，顿去棉衣。"春天属木，肝气盛，味主酸，按照五行生克理论，肝木能克脾土，脾味属甘，所以春天饮食应该减酸味、增甘味来养脾气。春天阳气刚刚开始升起，万物发芽萌动，正月、二月之间天气乍寒乍热。多年积累的旧病，往往在春阳之气的攻击下复发。加上冬天里久居在室内经受暖气干热的烘烤，穿的衣服又多又厚，又多吃味道厚重、性质温燥的烧烤爆制的肉食，就会造成食积，到春天便发作而致泄泻。春天多发的体热头昏、胸闷咳嗽、四肢倦怠、腰脚无力等病证，大都是冬天蓄积下来的疾病。如果稍微感觉要发病，不可马上吃泻利的药，恐怕伤及脏腑，而引发其他的疾病。就用消风、和气、凉膈、化痰类的药剂，或选稍凉利的饮食来调理治疗，自然通畅。如果没有发病的症状，就不需服药。春天的太阳比较温和，应当远眺园林亭阁这样虚静宽敞之处，用以抒发冬季里郁闭的情怀，来舒畅生气。不可独自端坐，那容易产生新的郁证。饮酒不可过多，多则伤脾胃。难消化的食物少吃，老人切不可以饥饿时多食，以快一时，以免产生预想不到的疾病。初春的天气冷暖不定，不可一下子就脱去棉衣。

049. 当夏饮食之味　宜减苦增辛以养肺

　　丘处机在《夏季摄生消息论》中指出了夏季养生的原则："当夏饮食之味，宜减苦增辛以养肺。心气当呵以疏之、嘘以顺之。贪凉兼汗身当风而卧，多风痹。"因为夏三月属火，功能是长养，夏天心气旺，味属苦，按照五行相克的规律，火能克金，肺属金，味主辛，所以本来就心气很旺盛的夏季就不要再加苦味，让心火更旺了，而应多吃辛辣味来养护肺气，免得心火旺灼伤肺气，而过旺的心气用念"呵"字来疏泄，念"嘘"字来顺心气。夏季心气旺而肾气衰，虽感觉大热，但不宜吃冷饮、冰雪、凉粉、冷粥，饱腹受寒，必起霍乱。老人尤其要谨慎养护。另外在檐下、过廊、弄堂、窗口都不可纳凉，这些地方虽然凉爽，但是贼风最易侵入人体。而应该虚静地坐在干净的屋里或凉亭、树荫等洁净空敞的地方，自然清凉。更应该调整呼吸，平静心绪，常常像有冰雪在心里，炎热也就在心里有所减少，不可用躁热的情绪助长热的程度，那就会感到更热了。饮食要温暖，不能吃得太饱，对于肥腻的食物应当尽量少吃。不能晚上露宿在外面，即使是睡着了让人扇扇子取凉，当时虽然痛快了，而风入皮下，后患无穷。这样贪凉或者身上有汗却冲着风睡觉，很容易患上风痹之证。

050. 当秋之时　饮食之味宜减辛增酸以养肝气　肺盛则用呬以泄之

　　丘处机在《秋季摄生消息论》提出秋季的养生原则："当秋之时，饮食之味

宜减辛增酸以养肝气。肺盛则用呬以泄
之。"因为秋三月属金，功能是主肃杀，
肺气旺，味属辛，按照五行相克的规律，
金能克木，而肝属木，肝主酸味，所以在
秋季的时候应该减少辛味以平抑旺盛的肺
气，同时增加酸味的食物来护养肝气，以
防肝气被肺气所克伐。肺气如果太盛，用
发"呬"音的送气来泄肺气。立秋以后，
稍微用一些和平的药食来调养就可以了。
秋天不宜用吐法，也不宜发汗，身体会因
失水而生内热更灼烤津液，以致脏腑不
安。如果患积劳、五痔、消渴等疾病，不
宜吃烧烤类食物或炖鸡、猪肉，浊酒、臭
豆腐等发物，黏滑难消之物以及生菜、瓜
果、酢酱之类。如果是身体疼痛、四肢拘
急、腰脚沉重等风气病人，或者形寒肢
冷、肚子冷痛的病人，也不应该吃这些食
物。应该在清晨刚醒来，先闭目叩齿二十

一下，咽津，以两手搓热熨眼睛几次，在秋三月这样做，非常有利于明目。另外秋气燥，适宜吃亚麻仁油来润燥，严禁喝冷水和身着寒湿不干的衣服。

051. 冬月阳气在内　阴气在外　不宜沐浴　不可早出以犯霜威切忌房事　不可多食炙煿

"冬月阳气在内，阴气在外，老人多有上热下冷之患，不宜沐浴。不可早出以犯霜威。切忌房事。不可多食炙煿（bó）、肉面、馄饨之类。"冬天的三个月，阳气伏藏在内，阴气显露在外，这时候有病该怎样调理身体呢？丘处机在《冬季摄生消息论》中说："斯时伏阳在内，有疾宜吐。心膈多热，所忌发汗"。伏阳在内时病证多体现心膈热象，宜用吐法，但忌用汗法。冬天本来就阳气弱，因为大汗伤阳，恐怕发汗会泄掉内伏的阳气。冬天适宜服用酒浸补药，以迎阳气。准备睡觉的时候，宜闭目养神。冬天的居室要严密，但室内取暖温度不宜过高，也不可用火烤手，这样容易引火入心，使人烦躁。冬天穿着要温暖，但要到非常寒冷的时候再加穿棉衣，并且要逐渐加厚，不能一下子就穿很多、很厚。冬天要调节饮食，适其寒冷。冬天阳气内蕴，如果用热水泡澡就容易开通内伏的阳气，必然会出大汗，心跳加速，导致老人或有高血压病、心脏病的人"汗出亡阳"，因此不适宜用高温的水洗澡。老年人筋骨疏松，肌肉单薄，容易外感，不可以太早出门被霜威侵犯。早起服醇酒一杯以御寒，晚服消痰凉膈的药来平和心气，不让热气上涌。冬季最忌房事过多。也不可多食爆烤煎炸、肉面、馄饨之类的食物，易生内热。

052. 顺四时　调养神志而治未病

　　《丹溪心法》说："今以顺四时、调养神志而治未病者，是何意邪？盖得身全命长者，所以为圣人之道。"认为顺四时、调养神志，这样的治未病是保全身体、延长寿命的圣人之道，所以朱丹溪主张要"夜卧早起于发陈之春，早起夜卧于蕃秀之夏，以之缓形无怒而遂其志，以之食凉食寒而养其阳。圣人春夏治未病者如此。与鸡俱兴于平容之秋，必待日光于闭藏之冬，以之敛神匿志而私其意，以之食温食热而养其阴。圣人秋冬治未病者如此。"就是在春夏的季节要夜卧早起，使形体舒缓，不要情绪波动，以顺应春夏生长的精神情志的要求，可以吃一些阴性寒凉的食物来养阳，圣人在春夏就是这样治未病的；秋天则闻鸡起舞，早卧早起，冬天和太阳的落下升起时刻一致，早卧晚起，收敛精神，藏匿心志，使意念像有隐私一样不外露，吃一些阳性温热的食物来养阴，圣人在秋冬就是这样治未病的。

053. 常欲四时匀平而无偏胜则安

一年之中有四季，而人体脏腑在一天之中也在行四季的功能。清初名医喻昌在《医门法律·和畅性情》中说："饮食入胃，而精气先输脾归肺，上行春夏之令，以滋养周身，乃清气为天者也。升已而输膀胱，下行秋冬之令，为传化糟粕，转味而出，乃浊阴为地者也。"这是说，饮食进入胃里以后，精气先输送给脾再归到肺，精气随脾肺之气上行，施行的是春夏时令的功能，将精气生发输布至全身来滋养周身，这就是清轻之气上浮为天的意思。精气上升完毕之后，转而输送至膀胱，向下行秋冬时令的功能，是传化糟粕，转换气味而排出体外，这就是浊阴之气下凝归地的意思。所以喻昌说："若夫顺四时之气，起居有时，以避寒暑，饮食有节及不暴喜怒以颐神志，常欲四时匀平而无偏胜则安。"就是说平日里我们也要让自己顺应四时之气，阴阳匀平而没有偏胜，这样就体安了。不然如果损伤脾胃，让真气向下溜走，或者下泄日久不能上升，就是有秋冬而无春夏，这是人体生长的功能深陷在殒杀的功能当中，各种疾病就都会产生。如果清气长久地上升而不下降，也一样会得病的。

054. 行住坐卧　各得其宜　不可至疲倦

金元四大家之一的李东垣在《脾胃论》中说："劳则阳气衰，宜乘车马游玩，遇风寒则止。行住坐卧，各得其宜，不可至疲倦。"意思是说行住坐卧各有其度，以不感到疲倦为标准，如果劳累疲倦就会伤及身体的阳气。具体怎么做才能"各得其宜"呢？比如洗澡，李东垣说："日晴暖可以温汤澡浴，勿以热汤令汗大出。忌浴当风。"饥困交加的时候怎么办呢？他说："勿困中饮食，虽饥渴当先卧，至不困乃饮食，食后少动作。"睡觉要注意"遇夜汗出，宜避贼风。夜半收心静坐少时，此生发周身血气之大要也。夜寝语言，大损元气，须默默少时，候周身阳气行，方可言语。"抵挡风寒的方法是"汗当风，须以手摩汗孔合，方许见风，必无中风中寒之疾。遇猝风暴寒衣服不能御者，则宜挣努周身之气以当之，气弱不能御而受之者病。"外出旅行遇到传染病时，"饮酒者不病，腹中有食者病，空腹者死。"

055. 上士别床　中士异被　服药百裹　不如独卧

　　我们都知道睡眠对人的健康很重要，夫妻间往往因为对方翻身、打鼾、咳嗽等而严重影响睡眠，进而影响情绪和健康。《千金翼方·养生禁忌》引彭祖的话说："上士别床，中士异被。服药百裹，不如独卧。"这就是说：有上等修养的人与妻子分床而睡，有中等修养的人与妻子各盖一个被子，服药多少也不如一个人独卧而睡更有益于身体的健康。对于有条件的家庭来讲，能够各居一室更好，因为两个人一个床除了对方声音、动作的干扰外，还会因为空间变小而肢体不能完全放松，这些都影响睡眠质量。如果夫妻同被而卧，冬天互相牵扯，有时也会受凉，加之夫妻

间整天亲密接触，渐渐会出现感觉的疲劳
而失去了相互的吸引力和距离的美感，另
外也不利于节制房事。

056. 一日之忌者暮无饱食 一月之
忌者暮无大醉 一岁之忌者暮
须远内 终身之忌者暮常护气

日常起居，点滴细节都要考虑到是否
有利于节制嗜欲，尤其在晚上的禁忌是养
生的关键。孙思邈在《千金翼方·养性禁
忌》中说："色使目盲，声使耳聋，味使
口爽。苟能节宣其宜适、抑扬其通塞者，
可以增寿。"意思是说，淫溢的美色使人
眼睛迷茫，靡靡之音让人耳聋失聪，肥甘
厚味让人口感爽快。声色、美味对感官的
刺激、诱惑会麻醉人的心灵而失去对感官
的控制，让眼、耳、口、触等感觉无法分
辨是非而失去理智。如果能够在该节制的

时候节制，该宣泄的时候宣泄，该抑制的时候抑制，该发扬的时候发扬，就可以增寿。他还说："一日之忌者，暮无饱食。一月之忌者，暮无大醉。一岁之忌者，暮须远内。终身之忌者，暮常护气。夜饱损一日之寿，夜醉损一月之寿，一接损一岁之寿，慎之。"这是告诫人们：一天之中最顾忌的是晚上不要吃饱就睡；一个月之中最顾忌的是晚上不要大醉之后就睡；一年之中的最顾忌是晚上大饱大醉之后要远离性生活；终生最顾忌的是晚上要闭口睡觉以保护真气，因为睡觉时张口呼吸，会让真气流失，有损健康。

第二章　精神情志养生

057.《黄帝内经》养神九则

一则身心宁静。养静为摄生首务。心神的宁静来自于淡泊虚无的情怀，居处的安静必然会减少嘈杂的打扰，《素问·痹论》说："阴气者，静则神藏，躁则消亡。"五脏属阴，阴气就是脏气，人的精神魂魄志意就藏于五脏之内，人能安静，精神完固而内藏，则邪不能干。如果躁动烦乱，就会精气耗散，神志消亡，外邪就会乘虚而入。所以养生首先养静，让内外皆静，就会精神饱满了。

二则安定乐观。《素问·上古天真论》说："心安而不惧。"《灵枢·本神》

说："和喜怒而安居处。"这就告诉我们要情绪安定而没有焦虑，要安静愉快，悠然自得，没有大喜大怒的情绪波动变化，安心于日常平淡的居家生活，寡欲而无过分的喜悦，心态平和，乐观向上，心神就会健康。

三则不为物累。也就是《素问·上古天真论》所说的"不惧于物"，意思是不要为物欲所累，要心志安闲，少有欲望。没有物欲，不求奇异，不贪、知足，就不会为了追求物欲而苦心钻营地耗费精神了。

四则不妄想妄为。不要患得患失，妄想妄为，做到《素问·上古天真论》中所言"淫邪不能惑其心"。任何淫邪的诱惑都不能打动恬淡虚无的心境，自然就可以精神内守了。

五则志意和顺，循理而行。什么是志

意呢？《灵枢·本脏》说："志意者，所以御精神，收魂魄，适寒温，和喜怒者也。"就是说，人的志意，是统御精神活动，收摄魂魄，调节人体适应寒冷与温暖变化，以及掌控喜怒哀乐等情志变化的能力。志意和顺，就会精神集中，思维敏捷，魂魄的活动有条不紊，不会发生懊悔、愤怒等过度的情志刺激。所以，人的志意要符合天道，要循理而行，注意力要集中，而不是魂不守舍，思想分散，那么做事情就会得当，就不会做出让你后悔的事，或者碰到令你愤怒生气的情况。

六则用心有度。我们要按照精神活动的规律来安排自己的起居劳逸，劳作要以不感到疲倦为度，用心以不伤神为度，有规律的生活才能精神饱满，心神安宁。现在很多人，正如《素问·上古天真论》中所说"不知持满，不时御神"，所以年不过半百就开始变老了。

七则团结友善。内心的安康、精神的富足和对现实生活的热爱与人际关系的和谐密不可分，就是要具备《灵枢·阴阳二十五人》中说到的"好利人"、"善附人"的品格。首先我们要以固有的民族风俗为乐，愿意帮助人，要善于联络人，地位尊贵却很谦和，这样就能建立良好的养生环境。

八则适应环境。"婉然从物，或与不争，与时变化。"这段话出自《灵枢·通天》中对阴阳平和之人的描述，就是善于顺从和适应一切事物的发展变化，遇事不与人争，善于与时俱进，顺势而变。这样就可以在任何情况出现时都会游刃有余，心中自然没有滞碍了。

九则涵养性格。《灵枢·本神》提出了"节阴阳而调刚柔"的养神准则，从一个人的性格上讲，每个人先天禀赋不同，性格中的阴阳气血偏多偏少也不同，而我们要认识自身性格上的缺陷，克服自己的偏胜，补充自己的不足，陶冶气质，达到阴以致刚，阳以起柔，阴阳平和，刚柔相济的自如境界。

058. 百病皆生于气

一般来说，情绪的波动变化首先影响体内气机，气机升降失常，气血随之紊乱而伤及脏腑。《素问·阴阳应象大论》说："怒伤肝，喜伤心，思伤脾，悲伤肺，恐伤肾"。气在人体中，和则为正气，不和则为邪气。疾病的表里虚实，病情的逆顺缓急，无不因为气，所以《素问·举痛论》中说："百病皆生于气也，怒则气上，喜则气缓，悲则气消，恐则气下，寒则气收，炅（jiǒng）则气泄，惊则气乱，劳则气耗，思则气结"。

059. 怵惕思虑者伤神　神伤则恐惧 流淫而不止

心藏神，不管什么样的情志波动，如果达到不能自控的程度就会伤神。《灵枢·本神》说："怵惕（chù tì）思虑者伤神，神伤则恐惧流淫而不止。因悲哀动中者，竭绝而失生；喜乐者，神惮（dān）散而不藏；愁忧者，气闭塞而不行；盛怒者，迷惑而不治；恐惧者，神荡惮而不收。"怵惕就是惊恐害怕，恐伤肾，肾伤则肾水不能上济心火而伤神。思虑伤脾，脾失健运，生血无源，不能补养心血而神气受损。神伤则五脏所藏精液就会失去统摄而流淫不止。悲伤太过使神气内消，生命耗竭。喜乐过度则神气外散不得收藏。忧愁太过则使气结而闭塞不通行。

盛怒之下，肝木旺盛生火，扰动神明而造成神志迷乱，难以自治。恐惧过度会使神气动荡，不能自持。

060. 以钟鼓道志 以琴瑟乐心

音乐既可以表达人们的心情，音乐也可以陶冶人们的性情。一个人爱憎的情感和喜怒的情绪需要有一个途径来抒发，否则就会发生身心不适。哭泣的声音使人悲痛，靡靡之音使人淫荡，所以圣人制礼作乐，用《雅》这样中正平和的音乐来教化人们，使歌声足够用来表达快乐，令人和睦而不淫荡，用《颂》这样严肃庄重的音乐来引导他们，用歌词来阐明人生的道理而不下流庸俗。《荀子·乐论》说："以钟鼓道志，以琴瑟乐心……故听其雅、颂之声，而志意得广焉。" 由此可知，懂得修养身心的人用钟、鼓来抒发内心的志向，用琴、瑟来表达内心的欢乐。

061. 欲必不穷于物　物必不屈于欲

　　人的快乐来自于对某种欲望的满足感，而这种快乐是否符合道德，取决于欲望的性质。这种欲望是在礼义规范之内的，就是道德的，是无损于别人，或有利于别人，同时让自己获得心灵上的满足。欲望在礼义规范之外，则是一种非分之想，要满足它必然要违背规矩，损害他人利益。"礼"是用来进行物质分配的规范，进而起到节制人们欲望的作用。《荀子·礼论》说："人生而有欲，欲而不得，则不能无求，求而无度量分界，则不能不争，争则乱，乱则穷。先王恶其乱也，故制礼义以分之，以养人之欲，给人之求。使欲必不穷于物，物必不屈于欲。两者相持而长，是礼之所起也。"这里说明了"礼"的起源。人生来就有欲望，想要的东西得不到就要想方设法去求取，当求取的方法达到不择手段，无法无天的时候，就会发生争夺而大乱，大乱必然带来穷困，先王不希望社会混乱而制定礼义来分配社会物资，满足人们的欲望，给予人们需求的东西。让人们的欲望不要极端地关注在物质上面，也不必让物质的分配过分顺从于欲望。物质在欲望的需求下增长，欲望在物质的丰富中得到满足，这就是制定"礼"的目的。当我们的行为都符合社会的礼义规范，内心也就没有愤怒和痛苦，自然会感到快乐了。

062. 凡治气养心之术　莫径由礼
　　　莫要得师　莫神一好

　　《荀子·修身》说："凡治气养心之术，莫径由礼，莫要得师，莫神一好。"

这是说，大凡治气养心的方法，没有比遵循礼义更捷径的道路，没有比得到良师更为重要，没有比专一其所好更神妙的了。人的性情各有偏好，其关键在于以礼来克制。具体怎样操作呢？孟子说："血气刚强，则柔之以调和；知虑渐深，则一之以易良；勇胆猛戾，则辅之以道顺；齐给便利，则节之以动止；狭隘褊小，则廓之以广大；卑湿重迟贪利，则抗之以高志；庸众驽散，则劫之以师友；怠慢僄弃，则照之以祸灾；愚款端悫（què），则合之以礼乐，通之以思索。"荀子认为，血气刚强的人，要用平和之气调理而柔化他；对于智谋思虑过于深沉的人，则用坦荡明了来转化他成为善良的人；勇敢胆大、凶猛暴戾的人，则用遵守规矩、顺应道德来帮助他；对于性情急躁草率的人就用安静不动来节制他；对于心胸狭隘的人，则用心胸宽阔、气量宏大事理来扩展他的心胸；对卑下迟钝、贪图利益的，就用高尚的志向来提高他；对庸俗平凡、低能散漫的，就用良师益友来管教他；对怠慢轻浮、自暴自弃的，就用将会招致的灾祸来提醒他；对愚钝朴实、端庄拘谨的，就用礼制音乐来协调他，用思考探索来开通他。这些具体的办法都是治气养心之术。

063. 身劳而心安为之　利少而义多为之

《荀子·修身》提出的修身原则是"身劳而心安，为之；利少而义多，为之；事乱君而通，不如事穷君而顺焉。故良农不为水旱不耕，良贾不为折阅不市，士君子不为贫穷怠乎道。"身体上劳累而内心安宁的事情就去做，利益较少而道义很多的事情就去做。如果侍奉昏乱的君主而得到地位的显贵，还不如去辅佐穷困的君主而顺应道义。所以说优秀的农民不会因为水涝或干旱的存在就不种地了，优秀的商人不会因为可能会亏损就不做买卖了，有节操、有志向的读书人不会因为贫穷就怠慢于道义的。这些都是我们修心时要明了的道理。

064. 不乐寿　不哀夭　不荣通　不丑穷

《庄子·天地》说："不乐寿，不哀夭，不荣通，不丑穷。"这是主张要以淡泊之心对待一切事物，不因长寿而快乐，不因夭折而悲哀，不因通达而炫耀，不因穷困而羞愧。做到"举世而誉之而不加劝，举世而非之而不加沮"，"至人无己，神人无功，圣人无名。"全世界的人都赞誉他也不会更加得意，全世界的人都谴责他也不会更加沮丧，这样的淡定是因为在至人的眼里是没有"小我"的概念的，神人无为而自不会居功，圣人顺应自然而没有名利之欲。真正的智者是把握大道，不为具体的小事烦心，《庄子·齐物论》说："大知闲闲，小知间间；大言炎炎，小言詹詹（zhān zhān）。"大智慧者广博豁达，小聪明的人则斤斤计较，明察细别；合于大道的言论就像烈焰一样照亮人们的心灵而气势宏大，拘于智巧的言论则言辞琐碎，喋喋不休。养生也是一样，我们要把握大的原则和方向，不固执纠结于具体的养生方法，不滞碍于追求长寿，而是顺应自然之道地生活，自然就能长寿了。

065. 天地与我并生　万物与我为一

最高境界的养生是超越"小我"的限制，庄子在《逍遥游》中说："天地与我并生，万物与我为一。"放眼天下，把天地万物看做是与我"并生"的一部分，与"我"形同一体，在无限的空间与时间中体会生命的存在，体会天地大道，这样才会获得精神上的真正自由。庄子现身说法，在《庄子·齐物论》中讲到："昔者庄周梦为蝶，栩栩然蝴蝶也。……不知周之梦为蝴蝶与，蝴蝶之梦为周与。"这里庄周把自己与蝴蝶等同来看，由我在梦里变成蝴蝶翩翩起舞，而提出不知道是我梦见自己变成蝴蝶，还是蝴蝶梦中变成了我。庄子认为，梦与醒都是道的体现形式，只有破除我与外在事物的界限，思想才会更高远而无所依赖。如《庄子·大宗师》中对真人的描述:"不忘其所始,不求其所终。受而喜之,忘而复之,是之谓不以心捐道,不以人助天。"真人能做到天人不分,无所谓生死。因为,生死都是自然之道的体现,只是气的不同表现形式而已,而这个"大我"依然在天地之间,万物之中,不记得我从哪里来,不追求我将往哪里去,承受什么样的际遇都欢欢喜喜,忘掉死生而回复到大自然的真正的本我境界,不用自己的心去损害道,不用人为去帮助天,因为人就是天,用心去改变天就是背离了道,用力去助天就会伤生,所以要"无己"、"无为"。

066. 朴素　而天下莫能与之争美
知天乐者　无天怨　无人非
无物累　无鬼责

养生就是要体会生命之美与活着的快乐。那么什么是最高境界的美呢？《庄子·天道》说："朴素，而天下莫能与之争美。"质朴无华，天下就没有谁能跟他比美了。朴素之美是无人为装饰、无人工雕琢之美，是合于天地自然之美。《庄子·知北游》说："天地有大美而不言，四时有明法而不议，万物有成理而不说。圣人者，原天地之美，而达万物之理。是故至人无为，大圣不作，观于天地之谓也。"天地自然而然的存在就是最伟大的美，这种美是无法言说的，四时更替有明显的规律，是无法评议的，万物的存在变化有现成的道理，是用不着去谈论的。所以圣人探究天地之美而通晓万物之理，这就是"无为"、"不作"，观察天地自然而得来的。当得知天道，顺道而行，就是美的，就是体察到天地自然养育天下的快乐。《庄子·天道》说："知天乐者，无天怨，无人非，无物累，无鬼责。"因为天、我、万物同为一体，所以无所谓天、人、鬼神之分，那么懂得天乐的人，就无天可怨恨，无人可非难，无物可拖累，无鬼可责备。所以说我们养生就是了悟"大美"、"天乐"。

067. 哀莫大于心死　而人死亦次之

养生为了什么呢？养生是为了我们的精神有一个健康的载体，《庄子·田子方》说："哀莫大于心死，而人死亦次之。"人生最大的悲哀是心如死灰，精神的毁灭，身体的死亡还在其次。所以我们养生不能把眼光紧紧盯在这个有形的躯壳上。庄子所言"不以物害己"（《天下》）、"不以物挫志"（《秋水》），都是说不要被外物损伤了我们的心灵，心灵被污染就很难去体会大道。所以我们养生要追求心灵的净化和精神的修养，而心灵的净化和精神的修养不等于知识的积累，《庄子·养生主》说："吾生也有涯，而知也无涯。以有涯随无涯，殆已；已而为知者，殆而已矣！为善无近名，为恶无近刑。缘督以为经，可以保身，可以全生，可以养亲，可以尽年。"我们的生命是有限的，而知识是无限的，以有限的生命去追求无限的知识，会搞得精疲力竭也追求不完的。做善事不去竞逐名利，不要做坏事以触犯刑罚，顺着自然中和之道去做，可以保养身体，保全天性，可以颐养父母，可以走完自然的生命过程。

068. 以正静平正守一之法　养善心定心全心大心

《管子·内业》提出"四心"的心理状态：一是善心，"凡道无所，善心安爱。心静气理，道乃可止。"凡是道并没有固定的停留处所，碰到善心就安居下来，心静气顺。二是定心，"定心在中，耳目聪明，四肢强固，可以为精舍。"有定心在胸中，就能够耳目聪明，四肢强健，就可以作为精气停留的场所。三是全心，"心全于中，形全于外，不逢天灾，不遇人害。"在内心理健全，在外形体健全，这样就不容易遭遇天灾，也不容易遭遇人祸。四是大心，"大心而敢，宽气而广，其形安而不移。"心胸坦荡而勇于进取，意气宽舒而广阔，形体就会安定不游移。管子在《内业》中认为"天主正，

地主平，人主安静"。所以养心的具体方
法是：一是正静，正为形正，静为心静，
"形不正，德不来，中不静，心不治"。
"人能正静，皮肤裕宽，耳目聪明，筋信
而骨强。"人能正静，皮肤丰润宽舒，耳
目聪明，筋骨舒展而强壮。二是平正，
"凡人之生也，必以平正；所以失之，必
以喜怒忧患。"平正在心，就能正确对待
事物了。如果一个人没有平正之心，一定
是有喜怒忧患的情绪。解决的办法是内心
要静，对外要敬，就会回归天真的本性而
没有喜怒忧患的困扰。"平正擅胸，论治
在心，以此长寿。忿怒之失度乃为之图，
节其五欲，去其二凶，不喜不怒，平正擅
胸。"平正占据胸中，融化在心，这样就
可以长寿。之所以有忿怒是心有所图，所
以要节制眼、耳、口、鼻、心的欲望，去
除喜、怒这两个凶手，就可以做到不喜不

怒，平正在胸了。三是守一，就是心意专一，"能守一而弃万苛，见利而不诱，见害而不惧，宽舒而仁，独乐其身。"能保持心意专一就可以摆脱各种干扰，看见利益也不被诱惑，碰到危害也不恐惧，心胸宽舒而仁慈，自身就能独享其乐了。

069. 任意自适　不以外物伤和气　　　不敢做过当事

"任意自适，不以外物伤和气，不敢做过当事，酌中恰好即止。"这句话是宋神宗时代文潞公文彦博的养生格言，当时文潞公年近八十，依然身体健康强壮，神宗问他："卿摄生亦有道乎？"潞公回答神宗的就是这句话。意思是要让心意闲适而自得其乐，不勉强自己，也不强求别人，随遇而安，豁达洒脱，乐观开朗，身心自由，不要因为外在的事物伤了身体的天和之气（元气），也不要做过分或者不当的事情伤害身心的和谐，以适中恰好为度。这里所说的"和气"是中医所讲人体中使脏腑器官发挥正常功能的元气，或者说原动力。如果执著追求外物、名利，或者勉强自己做超出自己能力范围的事情，都会伤害到元气，疾病也就难免了，所以文潞公认为养生之道没什么特别的，就是任意自适，不伤和气罢了。

070. 不要事事称意　常有不足处才好

何良俊在《四友斋丛说》中提出："人家最不要事事称意，常有不足处才好，若人家事事足意，便有些不好事出来，亦消长之理然之。"这是要我们懂得物极必反的消长之理。人的一生不可能事事如意，也不可能事事不幸，就像四季更迭，冬天来了，春天还会远吗？花儿也不可能永远盛开，凋谢是它生命的必然，所以我们也不必计较得失，祸兮福之所依，福兮祸之所伏，人生事情本来无所谓好坏，关键是用什么样的心态来对待。化解矛盾的度量也是可以学习的，《四友斋丛说》中说："量可学乎？公曰：某幼时，有犯者未尝不怒，始忍于色，中忍于心，久则自熟，殊不与人较，某何曾不自学来。"度量是自己慢慢磨炼出来的，开始只在表面上忍耐，心里还有忿怒，后来心里也能忍耐了，久而久之就很熟练地训练出不与人计较的大度来了。所以说，"处顺境而乐之者易，处逆境而乐之者难"。而颜渊虽然处在一箪食、一瓢饮捉襟见肘的逆境中仍然不改其乐，这才是真正的快乐啊。

071. 粗茶淡饭饱即休 补破遮寒暖即休 三平二满过即休 不贪不妒老即休

北宋诗人、书法家黄庭坚的《四休居士诗三首并序》记述："太医孙君昉，字景初，自号四休居士。山谷问其说，四休笑曰：粗茶淡饭饱即休，补破遮寒暖即休，三平二满过即休，不贪不妒老即休。山谷曰：此安乐法也。夫少欲者，不伐之家也。知足者，极乐之园也。"黄庭坚自号山谷道人，一天他遇到为士大夫们发药从不受谢的太医孙君昉，问他为什么不接受大家的酬谢，孙太医说，粗茶淡饭能吃饱就行了，衣服破了补一补能保暖就行了，日子平平淡淡、稳稳当当过得去就行，不贪财不嫉妒快快乐乐到老就行了。黄庭坚说，这就是安乐之法啊。欲望少的人，不损害健康。懂得知足的人，才能享尽人间的快乐。

072. 神躁于中而形丧于外　犹君昏于上国乱于下

晋代文学家嵇康认为，养生之法重在养神，他在《养生论》中说："精神之于形骸，犹国之有君也。神躁于中而形丧于外，犹君昏于上国乱于下也。"精神对于身体来说，就像国家之于君主一样，如果内在的精神烦躁，形体就会丧失于外，好像国君昏庸于上，国家就会大乱于下了。嵇康说："君子知形恃神以立，神须形以存；悟生理之易失，知一过之害生，故修性以保神，安心以全身，爱憎不栖于情，忧喜不留于意，泊然无感，而体气和平。"有修养的人知道精神是形体的主宰，形体是精神的居所，当我们了悟身体的健康容易失去，知道每一次精神情志的过失对生命的伤害，就能够修养品性来保养精神，心神安定来保全身体，爱憎不栖息在情感上，忧喜不停留在意识里，对外物淡然而不被影响，身体之气就会和平健康。这是说对于精神的修养是从每一件事情中点滴积累起来的，举例来说，商汤时期曾大旱七年，那时候从事农业生产，不管你浇灌还是不浇灌，最终的结果都是庄稼焦枯，但是受过一次灌溉的庄稼必定后于没被浇灌的庄稼而死。所以对于生命的长短而言，这一次灌溉的功劳是不可以贬低的。有人说，发怒一次不足以伤害我的心性，一次的哀伤不足以伤害我的身体，于是就轻视这一次，而毫无顾忌，这就是不知道每一次灌溉的好处而不去灌溉，反而一次次地放纵自己，用不断的精神情志的过失积累来加速自己对身体的伤害。

073. 及其壮也　血气方刚　戒之在斗

年轻人养生的关键就在于能守住自己的意志，在《论语》中，孔子说："及其壮也，血气方刚，戒之在斗。"壮年人为什么戒斗呢？《泰定养生主论·论童壮》中解释说："夫斗者，非特斗狠相持为斗，胸中才有胜心即自伤和。学未明而傲，养未成而骄，志不行则郁而病矣。自暴自弃，言不及义而狂矣。"意思是说，斗并不仅仅是斗狠相持，心里有了求胜的念头就已经伤了天和之气了，有些人还没有学明白就开始傲慢，修养还没有什么成就便开始骄傲，达不成自己设定的目标和志向，情绪就郁闷而生病。有些人自暴自弃，整日闲聊，讲一些毫无意义、惹人发笑的话，没一句正经的道理，还纵情任性、狂妄自大。年轻人常常认为自己还没到谈养生的年龄，家庭、事业的大小事情还忙不过来呢，哪里有时间养生呢？于是一心扑在事业上，名利地位上，而没有顾及到生命的真正需要和意义，自己已经在拼命的奋斗中伤害了身体还不知道。实际上，养生的道术是圆融的，不管家庭、事业、金钱、名利，只要不离开生命的根本，遇事通达而不执著，就没有什么不能兼顾的，胸怀宽广大度，志向无所不在，当以生命为中心时，人生真正的需要会自然成就，何必要放弃该做的事情然后才说是摄养呢？

074. 勿欺心　勿妄想　守廉耻　曰忍　曰方便　曰依平分

　　明代旁通医学的农学家王象晋在他著的《清寤斋心赏编》中给人们提出了心

理养生九字经、六字诀。内心修养九字经："勿欺心，勿妄想，守廉耻"。就是让人们不要有欺诈之心，不要有非分之想，要固守廉洁和羞耻之心，就会内心平静。与人交往六字诀："曰忍，曰方便，曰依平分。"主张与人交往中要以公平心对待他人，要懂得忍耐，与人方便。王象晋用"除烦恼，断妄想"两味药组成了"快活散"，因为烦恼和妄想是快乐的最大敌人，所以要断除。他还开出一剂"治一切客气、怒气、抑郁不平之气"的"和气汤"："先下一忍字，后下一忘字"。当遇到不平、令人发怒的事情的时候，先忍一忍，事情过去后，就学会忘记这些令人不快的事情，放下一切令人困扰的情绪，内心之气就会平和了。对于遇事轻易、言语粗率的人，要常常服用"四妙诚实汤"，所谓的"四妙"，就是"熟思、审处、守口、防意也。"遇事要深思熟虑，审慎处置，守口如瓶，防止意想，这不仅可以免除一朝之患，还可以免去终身之忧。

075. 神强者长生　气强者易灭

养生在于养神而避免耗气。《彭祖摄生养性论》说："神强者长生，气强者易灭。"怎么理解呢？"柔弱畏威，神强也；鼓怒骋志，气强也。"内心柔软，能躲避威强，不争强好胜，恬淡虚无，精神内守，就是神强；为达目的，鼓起怒气，汲汲营求，发奋争取，是气强。"凡人，才所不至而极思之，则志伤也；力所不胜而极举之，则形伤也；积忧不已，则魂神伤矣；愤怒不已，则魄神散矣。喜怒过多，神不归室，憎爱无定，神不守形。汲汲而欲，神则烦，切切所思，神则败。"这段话告诉我们，如果能力达不到，或者条件不具备，却要处心积虑地极力强求想要办到，是最伤"神"的；如果自己的体力达不到却执著地极力要去超负荷地抬举，这样逞强好胜，就会损伤"形"；不断积压的忧郁在心里得不到排解，"魂"就会受伤；郁结于心的不满和忿怒不能消除，"魄"就会消散；太多的喜怒，心神就被外在的事物牵累而不能回到身体上；时爱时憎，变化无常，心神也会游移不定而无法守持住形骸；急于得到欲望的满足，心神就会烦躁不安；急迫地追求着想要的结果，精神就会衰败。所以生活及工作中，神志不强，心神躁动，就会管不住自己而去争强好胜，恣意妄为，就是气强，气为血之帅，气妄动则全身气血不循常道，就会百病丛生。

076. 一切病皆生于心

　　明朝王文禄在《医先》中提出："一切病皆生于心。"他的意思是说，如果心神安泰，哪里会得病呢？我们不是经常看到农夫头顶烈日去耕种庄稼，但是他们并没有中暑吗？那是因为他们都习惯了在烈日下耕种，也就忘了酷暑的天气了。而有些人看到炎炎烈日，就觉得心里烦躁，怕热，可能并不是酷暑的天气，他也会害上暑病。这就是农民遇暑心里平静地接受，甚至忘记这是暑季的存在，而有些人虽未遇暑而心动，只要心动即火起，火起则平和自然的心态被打破，正气受损，外邪就乘虚而入了。所以说养生是以忘记外在环境的变化为重点。喜、怒、忧、思、悲、恐、惊这七种情感，是影响我们心境的因素，如果七情不扰则心态平和，就是正气充足，那么风、寒、暑、湿、燥、火这六种外来邪气就不会侵害我们的身体。心中清虚恬静，过着平淡规律的生活，怎么会生病呢？心境不变，不为七情所动，而能够忘掉外在环境的变化，也就忘日忘年，寿比天地而不老了，形体怎能衰朽呢？可是这么容易的事情人们都不肯照着去做，每天在自己伤害自己的生命机能，加上欲望像烈火一样炎热，每天都在暗暗地、一点点地消损健康，不知不觉中，积累得久了，损害也就大了，这并不是因为先天的禀赋厚薄不同而寿命长短不同。

077. 存我之神 想我之身

存想，是我国古代的一种养生方法，《天隐子养生书·存想》说："存谓存我之神，想谓想我之身。闭目即见自己之目，收心即见自己之心。心与目皆不离我身，不伤我神，则存想之渐也。"可见"存"就是保存我们的神，"想"就是思想我们的身。闭上眼睛就能看见自己的眼睛，把心收回来就会看见自己的心。心和目都不离开我们的身体，就不会伤神了，这是积学修行，使存想渐次达到由浅入深的境界。不懂这个道理的人，眼睛整天都看着别人，所以心已经跟着眼睛跑到外面去了，心里终日关注与外面事物的交往，眼睛也就随着向外看了。这样为名利奔走钻营的虚浮的眼光，都未曾照看一下自己的内在，这种人怎么能不生病夭折呢？所以老子说："归根曰静，静曰复命"。回到万物的根本上就叫静，静了就能够找到生命的本源。所以我们要找到万物生存的根本，循着万物生存的道理去做，"存想"的方法就可以带领我们达到事半功倍的效果。

078. 身者屋也 心者居室之主人也

心灵与身体是一种主人和屋子的关系。元代李鹏飞所著的《三元参赞延寿书·地元之寿起居有常者得之》中有一个形象的比喻，说人的身体就像屋子：耳眼口鼻，是屋子的门窗；手脚四肢关节，是房子的栋梁和房顶的椽子；毛发体肤，是四壁屋瓦垣墙。中医上说的气枢、血室、意舍、仓廪玄府、泥丸绛宫、紫房玉阙、十二重楼、贲门、飞门、玄牝等，都是用房屋的结构来描述人体的结构，这些门、室、舍、府虽然不同，但都是由主人来控制的。现在有的屋子因为暴雨疾风而飘摇欲坠，有的被蝥虫蚁蠹之类所侵蚀，有的被鼠窃狗偷之辈所损坏，假如听任房屋自行毁败的状况而不知道加以检修，那么日积月累，东倒西歪也就不能居住了。所以说"身者，屋也；心者，居室之主人也。主人能常为之主，则所谓窗户栋梁垣壁皆完且固，而地元之寿可得矣。"身体是屋子，心灵是居室的主人，主人能常常照顾屋子，养护屋子，那么窗户栋梁墙壁都完整坚固，人的身体也就会健康长寿了。

079. 医家既知修德　又当爱惜自己精神

一般人认为，精进医术是医生的天职，因此很多医生都忽略了对自己的养生要求。明代医家李梴在《医学入门·保养说》中提出："医家既知修德，又当爱惜自己精神。医之难者，难于此也。"主张医生既要修养品德，又要爱惜自己的精神，为医之难，就难在这里。假若医生的精神昏耗，观察了解病情肯定不能周到精确，开出的方药一定不会精当，这样的医生虽然有济世救人的心,可是力量却达不到。医生的医术、医德都非常重要,可是如果医生自己不知爱养精神,不懂得养生,那么学多少医术也都无法发挥正常,医德也同样会因此败坏。

080. 养神 惜气 堤疾

明代胡文焕校注的《寿养丛书》中收录了《摄生集览》的观点:"然保养之义,其理万计,约而言之,其术有三:一养神,二惜气,三堤疾"。怎样"养神"呢?"忘情去智,恬淡虚无,离事全真,内外无寄,如是则神不内耗,境不外惑,真一不杂,则神自宁矣。此养神也。"简单地说,就是忘记情志和心智的困扰,内心淡泊无欲,超脱世俗琐事,保全真元之气,内心与外物毫无牵挂,这样就内不耗神,外无诱惑,自然的天真本性就不被污染，而心神自然宁静了。怎样"惜气"呢？"抱一元之根本，固归精之真气，三焦定位，六贼忘形，识界既空，大同斯契，则气自然定矣。此惜气也。"保守生命的根本之气，固护归属五脏阴精的真气，三焦通畅，忘却各种欲望和烦恼，抛开生活好坏、际遇顺逆等外部世界的干扰，身心和谐，气自然就定了。怎样"堤疾"呢？"堤疾"，就是像构筑堤防那样预防疾病。"饮食适时，温凉合度，出处无犯于八邪，寤寐不可以勉强，则身自安矣。此堤疾也。"饮食规律，温凉适度，外出居处等活动注意躲避邪气侵扰，该睡就睡，该起则起，不要强挺硬撑着，这样就能身安，也就预防了疾病。这三点是很容易的做法，可是很多人却觉得很难而不肯去做，所以虽然长生有道，却很少有人能达到长生的目标。

081. 养卫者服天气而通神明

人身之气从阴阳表里的角度而言，分为营气和卫气。营气与血共同行于脉中，富于荣养，又称荣气，有营养、营运之意，属阴；卫气是运行于脉外之气，有卫护、保卫之意，属阳，是人体阳气的一部分。清代名医喻昌认为，调养卫气是养生的首要任务。他在《医门法律·调和荣卫》中说：《素问·阴阳别论》中讲阳气破散，阴气乃消亡，是因为卫气保护营气如同城墙和护城河，卫气不固是百病的源头。因为鼻气是通于天气的，口气是通于地气的，人们大多数是以入口之气来养荣血，而只有懂得养生之道的人是用鼻之气来养卫气。养营的人免不了要放纵口腹之欲而反伤生，养卫的人是顺应天气而通达阴阳变化之理。

那么平时居家怎么来调卫气呢？喻昌说：每天到太阳西落的时候，身体中阳气的门就闭合了，应当特别注意谨慎守护，不要违反规律去再把阳气之门打开。这就是《素问·生气通天论》中所说的"暮而收拒，勿扰筋骨，毋见雾露"。"收者，收藏神气于内也；拒者，捍邪气于外也。"就像把门的人黄昏就关门、天明就开门一样，这还有什么遭受暴力或偷窃的忧虑呢？即使碰到不好的时令或环境，身中的卫气密固，虚邪怎么能侵害人身呢？

082. 心为五脏六腑之大主

中医认为，心藏神，主神志，心主宰和调控着身体五脏六腑的机能，心统帅着各种情志。明代医家张介宾在《类经·疾病类·情志九气》中总结说："心为五脏六腑之大主而总统魂魄，兼赅志意，故忧动于心则肺应，思动于心则脾应，怒动于心则肝应，恐动于心则肾应，此所以五志为心所使也。"人的精神意志活动虽然分属于五脏，而心为君主之官，心是五脏的君主，统领五脏，因而也统领五脏所藏的魂魄志意。心中忧伤则肺相应，心中思虑则脾相应，心中发怒则肝相应，心中恐惧则肾相应，所以五脏是被心所役使的。如果能好好地养心，居处安静，谨慎小心，不勉强劳作，不拼力生活，而感到欢悦和满足，顺从于万物而不与现实抗争，适应环境和时代的变化而忘我，这样就志意和顺，精神安定，侮怒不起，魂魄不散，五脏俱宁，邪气又奈何得了我呢？

083. 气贵舒不贵郁

气在人体中的运行是"如水之流"，其主要运动方式是升、降、出、入。明代医家龚居中在《红炉点雪·忌忧郁》中说："夫气贵舒而不贵郁，舒则周身畅利，郁则百脉违和，故曰喜则气缓，然缓者，因有徐和、畅利之义。"气要舒畅而不能郁结，气舒则全身畅快清爽，气郁则百脉失于和畅，所以说，喜则气缓的"缓"，就是舒缓和畅的意思。但也不能太缓，太缓或者太快都会导致气血迟滞或妄行，何况忧思郁结，常常使真气凝滞迟行，身体就生病了。气壅滞之后，就会郁结化火，倘若再钻营于世俗的事物，整天闷闷不乐，那就是想踏上死亡的道路。所以人生应当戒除的是酒、色、财、气之四欲。应当有所禁忌的，是在饮食、起居、多言、厚味这四方面的失误。病人遵守这八条禁忌，那么要比吃药管用得多。

084. 十二少　养生之都契也

老子告诉我们，要损之又损，以至于无为，这是处世哲学，也是养生真理。南朝梁·陶弘景在《养性延命录》中提到"《少有经》曰：少思、少念、少欲、少事、少语、少笑、少愁、少乐、少喜、少怒、少好、少恶，行此十二少，养生之都契也。"做到这"十二少"，就掌握了养生的要领。多思就伤神；多念就劳心，多想则目标分散；多欲望则丧失志向；多事就会劳形，使筋脉干枯收缩，身体疲惫；多话语则耗气，就气海虚衰；多笑则伤脏；多愁则心中恐惧，患得患失，发须焦枯；多乐则心意过分表露，心神易被邪恶所迷惑；多喜则忘乎所以，错误昏乱；多怒则腠理奔浮，百脉不定；多嗜好则容易志气倾覆，沉迷而不能自拔；多做坏事则心灵会受到困扰煎熬而没有欢乐。这十二方面戕伐人的生命甚于刀斧，吞噬人的本性猛于豺狼，如果不除掉的话，就是丧生的根本原因了。

085. 忍默平直　养生四印

由元代邹铉增续宋代陈直的《养老奉亲书》而成的《寿亲养老新书·古今嘉言》中记录了号称山谷道人的北宋文学家、书法家黄庭坚的养生准则，书中说："山谷四印云：我提养生之四印，君家所有更赠君。百战百胜不如一忍，万言万当不如一默。无可简择眼界平，不藏秋毫心地直。我肱三折得此医，自觉两瞳生光辉。团蒲日静鸟吟诗，炉熏一炷试观之。"这养生"四印"是：斗争中即使能百战百胜，也不如"忍"；千言万语都妥当，也不如"默"；万事万物一视同仁，眼界放"平"，心胸宽广，平和舒顺，直率坦荡，不藏丝毫欲念，心地正"直"。黄庭坚说自己是经历了很多事情得出的这个养生方法，自己感觉眼前一亮，生活充满阳光。在蒲团上静坐听着小鸟在婉唱吟诗，点上一炷香试着体察一下吧！忍、默、平、直这养生四印老百姓也能做到。有一天，黄庭坚在盱江碰见邱道人，号河南子，九十多岁了，鹤发童颜，冬夏都只是穿一件单衣，下雨下雪不用打伞，提一个道篮子，系一个小牌子，上面写着四句诗，意思是说：年老行动迟缓是因为性子慢，身体没有疾病是因为心境舒宽，柔弱的红杏很难禁得起风催雨打，挺拔的青松却能耐得了地冻天寒。

086. 凡怒忿悲思恐惧　皆损元气

　　金元四大医家之一的元代李东垣认

为，人身元气滋生于脾胃，气为精神之根
蒂，积气可以成精，积精可以全神，故脾
胃元气是人生命的基础。因此李氏十分重
视脾胃，著有《脾胃论》一书。其养生
之学也一再强调调养脾胃。具体养生之法
如节饮食、少欲念、省言语、慎寒暄、少
劳役等都是从护养脾胃元气出发的。他在
《脾胃论·安养心神调治脾胃论》中说：
"凡怒忿、悲思、恐惧，皆损元气。夫阴
火之炽盛，由心生凝滞，七情不安故也。"
阴火炽盛，是由心不舒畅，心有滞碍，遇
事想不通，这是七情不能安定的缘故。善
于治疗这种病的医生，要从调和脾胃上治
疗，让心无凝滞，产生欢欣的情绪，看到
眼前的事物都觉得喜爱，那么就心情豁然
开朗清爽而没有疾病了，这是因为胃中的
元气得到舒展的缘故。

087. 元气有定数 谨护保全之

清代名医徐大椿在《医学源流论》中说:"元气有定数,谨护保全之"。人生命的开始,先天的禀赋多少就已经确定了。这个先天的禀赋就是元气。元气看不见,摸不着,附含在气血之内,起决定的作用,人在成形的时候就有了定数。就像烧柴火,开始点燃时火苗很微弱,越烧越旺,薪柴烧没了的时候,火就熄灭了。其中有烧得时间比较久的特殊情况,一般是薪柴的质地不同。所以终身都没有疾病的人,等待元气耗尽才自然死亡,这就是所谓的终其天年。徐大椿认为,有疾病的人,如果元气不伤,虽然病得很重也不会死。如果元气受伤,虽然病得较轻也会死亡。这里又有分别:有先伤元气而后病的,这是不可治的情况。有因病而伤元气的，这是不可不预防的情况。也有因误治而伤及元气的，还有元气虽伤但不厉害，还可保全的，情况不一。所以诊病判别死生，不看病情轻重而是看元气的存亡情况。而根本所在就是《道德经》所谓的"丹田"，所以人体应该小心养护元气，而药不可以随便尝试。好的大夫是预防在病发之前，不使病势严重到不能挽救，而是使元气保全自能托邪于外。如果邪盛，还没有伤及元气，可以大力驱邪与之背水一战，而不要胆小怕事，使邪害伤到元气后悔就晚了，这就是高明医术的体现。

088. 善养气者　最忌是怒

气在人的机体中无处不在，有气则生命存在，无气则生命死亡，所以养生在于平日里善养一身之气。清代隐士曹慈山（庭栋）辑著的《老老恒言》是一部老年养生专著，又名《养生随笔》。《老老恒言·戒怒》中说："所忌最是怒。怒心一发，则气逆而不顺，窒而不舒。伤我气，即足以伤我身。"尤其是老年人，最忌讳的就是生气，心中一生气，气就不会顺道而行，而是逆乱不顺，憋闷而不舒畅。伤了气，就足可以伤身了。有时虽然会遇到一些确实令人生气的事情，但是应当想一想，这件事情和我的生命哪个更重要，转念一想，就可以豁然开朗，就把这件事放下了。另外老年人肝血日渐衰少，未免性子急躁，身边的人来不及回应，或考虑不周的时候就更加急躁了，但是再急、再怒究竟还是无济于事的。这时就应当以一个"忍"字来处置，忍耐一下，所有的事物就会自然而然地趋向调和了。身中血气没有妄加扰动，脸上的神色也就觉得和平自然，不仅可以养生，还可以颐养性情。

089. 心者神之舍　目者神之牖　目之所至　心亦至焉

《老老恒言·燕居》中说："心者，神之舍；目者，神之牖。目之所至，心亦至焉。"心是神之居舍，目是神之窗户。眼睛所到之处，心也就到了那里了。《阴符经》说："机在目。"就是心神治乱变化的根源在于目。《道德经》说："不见可欲，使心不乱。"是说不看到自己想要的东西，心就不会乱了。所以平时居处没事的时候，就进入居室当中静坐，常常用眼睛看着鼻头，让鼻子对着肚脐，来调匀呼吸，不要间断，不要拘谨，这样就是降心火入于气海，自觉遍身和畅。《老老恒言·燕居》同时又说："心不可无所用，非必如槁木、如死灰，方为养生之道。静时固戒动，动而不妄动。道家所谓不怕念起，唯怕觉迟。至于用时戒杂，杂则分，分则劳。唯专则虽用不劳，志定神凝故也。"心不可以什么都不想，否则一定如枯木、如死灰，这才是养生之道。所以静时固然要戒动，而动时又不妄动。道家所说"不怕念起，唯怕觉迟"，就是不怕心中起念头，就怕觉悟得太迟了。用心时还要戒杂，用心太杂就要分心，心分则劳心。只有专一专注，才会心虽用而不疲劳，这是因为心志安定，精神凝聚的缘故。

第三章　饮食养生

090. 天食人以五气　地食人以五味

　　食物的味道和人的生命有什么关系呢？食物是大地对人类丰厚的馈赠，地上草木显现出的五色变化，是看也看不尽的，草木产生的五味醇美，是尝也尝不完的。每个人对颜色和味道都有一定的偏爱，是因为五色与五味是和我们的五脏相通的。《素问·六节藏象论》说："天食人以五气，地食人以五味。五气入鼻，藏于心肺，上使五色修明，音声能彰；五味入口，藏于肠胃，味有所藏，以养五气，气和而生，津液相成，神乃自生。"天用风、暑、湿、燥、寒五气来滋养人类，地用酸、苦、甘、辛、咸五味来饲养人类。天之五气通过鼻的呼吸而进入人体，贮藏于心肺，五气上升，使面部五色明润，声音洪亮；五味通过口而进入人体，贮藏在肠胃，经过胃肠的运化吸收，五味的精微物质输送到五脏，来濡养五脏之气，脏气和谐则运化机能正常，津液随之生成，神气在此基础上就自然地生成了。

091. 五味所入　五味所禁

五脏各有所喜好的气味，所以我们吃进去的五味经过胃肠消化后，就各按五脏各自的喜好归入相应的脏腑了。《素问·宣明五气》说："五味所入：酸入肝，辛入肺，苦入心，咸入肾，甘入脾，是为五入。"酸味先入肝，辛味先入肺，苦味先入心，咸味先入肾，甘味先入脾。而五味不可多食，偏食过多，就可以使人得病，或者使已有的病情加重，所以说五味各有所禁忌。"五味所禁：辛走气，气病无多食辛；咸走血，血病无多食咸；苦走骨，骨病无多食苦；甘走肉，肉病无多食甘；酸走筋，筋病无多食酸。是谓五禁，无令多食。"辛属阳，气也属阳，因为同气相求，所以辛走气，辛又主发散，气弱的人吃辛，气就更加虚耗了，所以气病要禁辛；《灵枢·五味》中说："血与咸相得则凝。"所以咸味入血分，血凝滞而不畅，所以多食咸更容易加重血液的凝滞；苦属阴，骨也属阴，气同则入，所以苦走骨，骨得苦则阴更甚，表现为骨重而行动不利，所以骨病不宜多食苦；甘味入脾而走肉，多食甘，则脾气壅滞，不能运化水湿，所以肌肉湿肿的病人不能多吃甘味；酸入肝而走筋，酸主收缩，筋病不能多吃酸味。

092. 阴之所生 本在五味 阴之五宫 伤在五味

人体阴精的产生，来源于饮食五味，而储藏阴精的五脏，也会因过食五味而受伤。这就是《素问·生气通天论》中所说的"阴之所生，本在五味；阴之五宫，伤在五味。是故味过于酸，肝气以津，脾气乃绝。味过于咸，大骨气劳，短肌，心气抑。味过于甘，心气喘满，色黑，肾气不衡。味过于苦，脾气不濡，胃气乃厚。味过于辛，筋脉沮弛，精神乃央。"这些五味过量带来五脏受伤的机理是什么呢？如适量的酸味可以养肝，可是味过于酸，则肝气淫溢过盛，肝木克伐脾土，所以肝强脾弱，日久而脾气乃绝。过食咸味则伤肾，肾伤则骨气劳伤；肾伤水邪盛而反侮脾土，导致脾所主的肌肉萎缩；水上凌心，所以心气抑郁。甘入脾，过食甘味，一则滞缓上焦，所以心气喘满；一方面甘从土化，土盛则水病，所以颜面发黑，肾气失于平衡。过食苦味，则火气过盛，令脾气受损，脾过燥不能运化津液，使胃气呆滞，失于和降而胀满。过食辛味，辛入肺，属金，金克木，木属肝，肝主筋，所以筋脉败坏；辛散气，则精神耗伤。所以《素问·生气通天论》提出的养生准则是"谨和五味，骨正筋柔，气血以流，腠理以密，如是则骨气以精，谨道如法，长有天命。"谨慎地调和五味，就会使骨骼强健，筋脉柔和，气血舒畅，皮肤致密，骨气就精强有力，这样依照正确的养生之道去生活，就会长期保有天赋的生命力。

093. 五味之所伤

　　过食五味会使五味所入的脏气增强，

而损伤其所克制的脏腑而发生种种病变。《黄帝内经》很多篇章都在强调五味偏嗜带来的身体伤害症状，如《素问·五藏生成》说："多食咸，则脉凝泣而变色；多食苦，则皮槁而毛拔；多食辛，则筋急而爪枯；多食酸，则肉胝出皱而唇揭；多食甘，则骨痛而发落，此五味之所伤也。"可见过食咸味，将使血脉凝涩，颜面色泽发生变化；过食苦味，是皮肤干燥枯槁，毛发脱落；过食辛味，使筋脉痉急而爪甲枯干；过食酸味，则粗厚的肌肉皱缩而口唇掀揭；过食甘味，使骨骼疼痛而头发脱落。其原因是五味按脏腑所合之气进入相应脏腑，"故心欲苦，肺欲辛，肝欲酸，脾欲甘，肾欲咸，此五味之所合五脏之气也。"所以，我们要牢记五味和五脏的相合关系，让饮食中五味调和，不可偏好太过。

094. 四时五脏　病随五味所宜也

《素问·藏气法时论》说："此五者，有辛、酸、甘、苦、咸，各有所利，或散、或收、或缓、或急、或坚、或软。四时五脏，病随五味所宜也。"运用五味的时候，要根据春夏秋冬四季的不同和五脏之气偏盛还是偏衰的具体情况，随其所适宜的所苦、所欲来使用。如肝色青，宜食甘（粳米、牛肉、大枣、葵花子之类）；心色赤，宜食酸（小豆、狗肉、李子、韭菜之类）；肺色白，宜食苦（荞麦、羊肉、杏子、薤白之类）；脾色黄，宜食咸（大豆、猪肉、栗子、豆汁之类）；肾色黑，宜食辛（黄黍、鸡肉、桃子、葱之类）。辛味发散，酸味收敛，甘味缓急，苦味坚阴，咸味软坚。所谓"五谷为养，五果为助，五畜为益，五菜为充"，是说五谷用以充养五脏之气，五果帮助五谷以营养人体，五畜用以补益五脏，五菜用以充养脏腑。这五类食物都有其辛、酸、甘、苦、咸的不同气味，归根结底，"气味合而服之，以补精益气"。

095. 食过则癥块成疾　饮过则痰癖结聚

　　人们一般是跟着感觉来决定吃饭和饮水，而且常常以吃得痛快、饮得淋漓为满足，事实上，人体的损害往往在口腹之欲被满足的瞬间就发生了，只是当时感觉不到而已。不过饭吃多了难受、水喝多了胀肚的体会恐怕很多人感受过。《彭祖摄生养性论》告诫我们："食过则癥块成疾，饮过则痰癖结聚。"我们不要过饥，饥则败气，食勿过饱，过饱则饮食不化，食积日久而郁结成块。也不要感觉到渴了再喝水，一次饮水过量，则水气停聚两胁之间，遇寒气相搏，则结聚而成痰。明朝太医院吏目龚廷贤辑著的《寿世保元·饮食》说："食过多则结积，饮过多则痰癖。故曰大渴不大饮，大饥不大食。恐血气失常，猝然不救也。"灾荒之年饥饿的人饱食而死的事时有发生就是验证。所以善养生者养内，不善养生者养外。养内是说使脏腑安宁和顺，调顺百脉，使一身之气运行通畅，百病不作。养外是说以满足口腹之欲为快乐，极尽滋味之美，追求饮食之乐，虽然肌体充腴，面色悦泽，但食物产生的酷热之气内蚀脏腑，耗损精神，怎么能保全身体的健康而达到长寿的目的呢？庄子说："人之可畏者，衽席饮食之间，而不知为之戒，过也。"说的就是人生最怕的，就是在食色之欲上不知有所警戒而太过。

096. 体欲常逸　食须常少　劳无至极　食无过饱　饱则伤肺　饥则伤气　咸则伤筋　酢则伤骨

《千金要方·道林养性》说："饱则伤肺，饥则伤气，咸则伤筋，酢（cù）则伤骨。"我们的饮食实际上和言语、劳动一样要慎重，言多易失，过劳伤身，饮食的时候是让我们的后天之本脾胃在劳动，饮食过饱则损伤脾胃。善养生者，在感到饥饿之前就吃饭，感到口渴之前去喝水；如果感到饿了再吃，肯定会吃多，感到渴了再喝水，一定会喝多。要少食多餐，如果一次进食量大，就难于消化。明代王蔡传著《修真秘要·饮食禁忌》提示我们，吃饭时不能急，急则不细，不细则增加脾胃负担而损脾气。正确的方法是把食物充分咀嚼，不吃坚硬难消化的食物。早晨吃粥对人最好，天黑了就不要吃饭了。吃东西的顺序是先吃热的，再吃凉的。但热得烫嘴、冷得冰牙的食物都会损伤脾胃。吃过冷食不用热水漱口，吃完热食不用冷水漱口。吃饭后叩齿，吃饭前不要提及悲哀喜怒的事情，也不要唉声叹气，这些都对身体不好。

097. 不欲饱食便卧及终日坐久

《养性延命录·食诫》说："养性之道，不欲饱食便卧及终日坐久，皆损寿也。人欲小劳但莫至疲，及强所不能堪胜耳。人食毕，当行步踌躇有所修为快也。故流水不腐，户枢不朽蠹，以其劳动数故也。故人不要夜食，食毕但当行中庭如数里可佳。饱食即卧生百病，不消成积聚也。食欲少而数，不欲顿而多，难消，常如饱中饥、饥中饱。故养性者，先饥乃食，先渴而饮，恐觉饥乃食，食必多，盛渴乃饮，饮必过。食毕当行，行毕使人以粉摩腹数百过，大益也。"这段话在告诫我们，吃饱饭后不能马上就躺下，也不可整天坐着不劳动筋骨，这两种情况都会导致气血凝滞而减损寿命。吃饱饭就躺下睡觉，会造成饮食不消化而日久成积聚之病。人是需要适当劳动的，但不能勉强去干一些自己力不胜任的事情而达到疲惫的程度。所以，吃完饭后，应当从容自得地散散步，进行有目的的养生而感到身心愉快。如果漫步，根据自己的体力，行几百步或者行几里地都可以。每次吃完饭用手搓脸和腹部，可让津液通流。散步过后沾一些爽身粉按摩腹部几百下，食物易消，食欲增强，对身体大有益处，百病不生。

098. 人之当食　须去烦恼　不用重肉　喜生百病

餐桌上一些很重要的养生原则是必须谨记的。《千金要方·道林养性》说："人之当食，须去烦恼，如食五味必不得暴嗔，多令人神惊，夜梦飞扬。"意思就是吃饭的时候要心情愉悦，去除烦恼。刚刚生气或者被训斥、受打击、心中烦闷的时候不要马上去吃饭，尤其是吃饭当中吵嘴暴怒，多令人神气受惊，夜晚多梦。另外《道林养性》还主张"每食不用重肉，喜生百病。"一般来讲，每餐要少吃肉，多吃饭，少吃腌渍的泡菜，不吃生菜、生米、小豆、陈臭物。饮浊酒、吃面食，易使气孔阻塞。"勿食生肉，伤胃，一切肉唯须煮烂。"肉食要稍微放凉了再吃，吃完肉食要多漱几遍口，可以让牙齿不败坏，口气清爽。吃完热食用冷水漱口，人口气常臭，易得龋齿病。吃了各种热食或者咸味食物后，不得饮冷的饮料，那会令人得喉痹，讲不出话，或者得不能吞咽食物的病。还有一点就是"凡热食汗出勿当风"，吃了热的食物又出汗，这时候如果吹着风了，就会引起后背、脖颈僵硬疼痛，抽筋，张口不利，四肢抽搐，或者出现头痛，还让人眼目干涩，贪睡。

099. 久饮酒者烂肠胃　渍髓蒸筋伤神损寿

《千金要方·道林养性》说："久饮酒者烂肠胃，渍髓蒸筋，伤神损寿。"长期喝酒的人，肠胃易腐蚀溃疡，酒的燥热浸渍骨髓，熏蒸筋脉，伤神损寿。这是对嗜酒者的告诫。这里顺便谈谈饮酒，中国的酒最晚在夏代开始就可以人工酿造了，民俗礼仪、医疗养生都离不开酒。《诗经·豳（bīn）风·七月》说："为此春酒，以介眉寿。"就是说酿就了这春酒，来求取老人们长寿。酒适合老年人养生饮用，但是如果年轻的时候喝酒伤了身体，老了时必须要戒掉。喝酒一般是在中午以后，可以宣导血脉。现在的餐桌上往往是先饮酒，最后再吃主食，这与古人饮酒方式大相径庭。古人饮酒，每在食后，《仪礼》中称作"酳（yìn）"，是古代的人们在酒筵结束的时候喝几口酒，目的是使口腔洁净，帮助消化。饮酒不能多，喝多了要赶快吐出来比较好，而不要醉了。喝醉了不可以吹着风，不可晒太阳，易令人狂躁；也不可以躺卧着吹风，或让人扇扇子，都会得病。醉了不可以露天而卧，或睡在草堆上，会得癞疮；喝醉时不可以勉强自己吃东西，有的人会发痈疽，有的人嗓子喑哑，有的人会生疮。醉饱之后不可以驾车，不可以跳蹀，不可以行房事，轻者令面色黑暗、咳嗽，重者伤及脏腑，损及生命。所以《老老恒言·饮食》说："烧酒纯阳，消烁真阴，当戒。"

100. 善养老者 非其食勿食

孙思邈在《千金翼方·养老大例》中说："夫善养老者，非其食勿食。"就是说，善于养生的老人，不是他可以吃的食物他不吃。哪些食物不适合老年人吃呢？比如猪肉、鸡、鱼、生肉、白酒、大酸、大咸的食物应尽量少吃或不吃。要常吃清淡的食物。而黄米、小豆，也不适合老年人吃。老年人应该常吃轻清甜淡的食物，如大麦面、小麦面、粳米等。又忌强用力咬啮坚硬的熏干的腊肉，以防牙齿断折。

101. 每食必忌于杂

《千金翼方·养老食疗》说："人子养老之道，虽有水陆百品珍馐，每食必忌于杂，杂则五味相扰，食之不已，为人作患。"这是告诉我们为人儿女赡养老人之道，虽然说山珍海味等珍贵的食物多种多样，但是要切记，每餐饭的食物不要太杂。味道太杂就会五味互相干扰，而吃起来没完没了，为人作患。所以对于不常吃的美味佳肴，每餐一定要少做；饮食应当节俭，如果贪图美味就会伤害身体，尤其是老年人肠胃薄弱，吃多了无力消化，就会胀肚而且短气，必然要导致伤食引起的上呕下泻的疾病。夏至以后，秋分以前，不要吃肥腻、浓羹、鱼腥、酥油、饮料等。"夫老人所以多病者，则由少时，春夏取凉过多，饮食太冷。"所以鱼肉、生菜、生肉、腥冷物多损于人，老年人不宜，能不吃就不吃。只有乳酪和酥蜜，应该常常加温后吃，这对老年人大有裨益。虽然这样，偶尔多食了，也会令人腹胀泻痢，所以要渐渐食之。

102. 孙思邈养生歌诀

《孙真人卫生歌》："春月少酸宜食甘，冬月宜苦不宜咸。夏月增辛聊减苦，秋来辛减少加酸。冬月大寒甘略戒，自然五脏保平安。若能全减身健康，滋味能调少病缠。……唯有夏月难调理，伏阴在内忌冰水。瓜桃生冷宜少餐，免致秋来生疟痢。……常令肾实不空虚，日食须知忌油腻。太饱伤神饥伤胃，太渴伤血多伤气。饥餐渴饮莫太过，免至膨脝（hēng）损心肺。醉后强饮饱强食，去此二者不生疾。人资饮食以养生，去其甚者自安逸。食后

徐行百步多，手摩脘腹食消磨。夜半灵根
灌清水，丹田浊气切须呵。饮酒可以陶性
情，剧饮过多防百病。肺为华盖倘受伤，
咳嗽劳神能伤命。慎勿将盐去点茶，分明
引贼入人家。"

　　元朝陈元靓辑撰《事林广记·孙真人
枕上记》："侵（清）晨一碗粥，晚饭莫
教足。撞动景阳钟，叩齿三十六。大寒与
大热，且莫贪色欲。醉饱莫行房，五脏皆
翻覆。火艾漫燃身，争（怎）如独自宿。
坐卧莫当风，频于暖处浴。食后行百步，
常以手摩腹。莫食无鳞鱼，诸般禽兽肉。
自死禽与兽，食之多命促。"

103. 豆令人重　榆令人瞑　合欢蠲忿　萱草忘忧

　　我们吃进去的每一种食物都是对身体
有特定影响的。不能不吃，也不能过分地

偏食某种食物。魏晋思想家嵇康在《养生论》中说："豆令人重，榆令人瞑，合欢蠲忿，萱草忘忧。"豆子吃多了会令身体笨重，榆荚吃多了会令人困倦，合欢花则可以解郁安神，消除忿怒的情绪，萱草（黄花菜）可以宽胸忘忧。食物对人体的影响有一个长期积淀的过程才会显现，短期内没看到影响，不等于影响不存在，所以要养生，就要平衡饮食，不可过于偏嗜。

104. 能甘淡薄　则五味之本自足以补五脏　养老慈幼皆然

《黄帝内经》提倡的"谨和五味"的观点是让我们饮食不要过度，不要偏嗜。那么应该怎样才能"谨和五味"呢？明代李梴编著的《医学入门·保养说》指出："能甘淡薄，则五味之本自足以补五脏，养老慈幼皆然。"一语道出了真谛：饮食一是要"清淡"，二是要"薄少"，五味的原有的自然本味就足以滋补我们的五脏了，无论赡养老人还是抚育幼儿都是一样的道理。

105. 斋乃洁净之务　戒乃节身之称
　其法在节食调中　摩擦畅外

　　养生中所说的斋戒，不是仅仅吃蔬果素食而已，澡身也不是单单洗澡沐浴去除污垢的概念，而如《天隐子养生书·斋戒》中所言："斋乃洁净之务，戒乃节身之称。其法在节食调中、摩擦畅外者也。"人从受孕到成形，是仰仗呼吸天地之气，吃五谷杂粮，来生成精血、充实形体而健康成长的，怎么能够靠不吃饭去追求长生呢？斋戒不是不吃，有些人不知道断食服气只是道家在特殊的修炼时期采取的短期

行为，不是永远断绝吃饭的意思。斋戒的
"斋"是要追求洁净，"戒"是讲求节制。
感到饿了就吃，吃饭不要太饱，这就是在
调中。各种食物在未成熟的时候不要吃，
五味太多也不要吃，百味未成熟也不要
吃，腐败变质的食物更不要吃，这些东西
都是要戒的。手常摩擦皮肤至温热，去冷
气，这是畅外的含义。长时间坐着、站
着，长时间劳动，都应该戒。这是调理形
骸之法，身形坚强则神气健全，这就是养
生所提倡的"斋戒"。

106. 主身者神 养气者精 益精者
气 资气者食

形体的主宰是神，养气的物质是精，
精的生成、运行和摄纳作用的发挥靠的是
气，滋养气的是饮食。所以《寿亲养老新
书·饮食调治》说："主身者神，养气者

精，益精者气，资气者食。食者生民之天、活人之本也。"饮食进入胃，身体的谷气就充实，谷气充实则气血旺盛，气血旺盛则筋力强健。所以脾胃纳化是五脏运行的根本。心、肝、肺、肾四脏之气都来源于脾胃的纳化，所以脾胃是后天之本。

107. 病之生也　馋涎所牵　病之成也　饮食俱废

生命的珍贵，因为它是父母给我们的，可是因为这张管不住的嘴伤害身体的人到处都是。人一生下来，饥渴的感觉就强烈地产生了，于是就有饮食的行为以保证身体顺利成长。看看那些不明事理的人，因为放纵口味的欲望，使五味太过而疾病蜂起。金元四大家之一的朱丹溪在《饮食箴》中说："病之生也，其机甚微，馋涎所牵，忽而不思。病之成也，饮食俱废，忧贻父母，医祷百计。"意思是说，疾病刚开始产生，表现出来的征兆是很微小的，于是对于过分贪图口福所造成的后果和影响，就轻视而不加思考。等疾病已经形成了，饮食的功能都废败了，既给父母带来忧虑，又害得医生只得寻求各种治疗办法。而在山野乡村过着清贫生活的人们，习惯和安心于滋味的淡薄，行动也不衰老，身体也就安康。

108. 爽口作疾　厚味措毒

我们常说"病从口入"，并不只是说吃的食物不干净带来邪秽而生病，更主要的意思是疾病是在口腹之欲上得的。所以老年人养生，在饮食上尤其要注意节制。因为老人一般内脏虚损，脾胃虚弱，阴精亏耗而性格急躁。内虚则胃热，就容易饥饿而想吃东西；吃了东西后因为脾弱又难消化，就感到吃点就饱了；再加上老人阴虚虚火上冲，肾水不足以滋降心火，则气郁而成疾。所以在饮食上，食物性质属热的、用炭火制作的、气味香辣的、味道甘腻的食物，很明显是不可以吃的。那些肠胃功能比较好、先天禀赋较厚、身体健壮的人，用一般人的眼光来看，应该不妨健康，所以就放纵口欲，图一时的快意，可是积累的日子久了必然会带来灾害。这样看来，这些食物吃多不如吃少，吃少不如不吃。元代名医朱丹溪在《养老论》中说："爽口作疾，厚味措毒。"爽口导致疾病，厚味招致毒害。

109. 自然冲和之味　有食人补阴之功

朱丹溪在《茹淡论》中说："味有出于天赋者，有成于人为者。天之所赋者，若谷菽菜果，自然冲和之味，有食（饲）人补阴之功，此《内经》所谓味也。"意思是说，味道有出自天然就有的味道，有出于人为制造的味道。天赋的味道如谷物、豆类、蔬菜、水果，这种自然而然的天地之气赋予的味道，有供养人体、补助阴精的功效，这也是《内经》所讲的自然之味。朱丹溪接着说："人之所为者，皆烹饪调和偏厚之味，有致残伐命之毒，此吾子所疑之味也。"说的是人为制造的味道，都是一些烹调之后偏浓厚的味道，这些味道可残害戕伐生命，这是大家所应该质疑的味道。《内经》说："阴之所生，本于五味。"这是指的是天赋的自然冲和之味；"阴之五宫，伤在五味。"这是说的人为烹调偏厚之味。

110. 方怒不可食　不可太饱大饥

李东垣是金元四大家中的"补土派"，他在《脾胃论·脾胃将理法》中对怎样固护脾胃提出了具体的养生方法，他说："方怒不可食，不可太饱大饥。饮食欲相接而温和，宜谷食多而肉食少，不宜食肉汁，忌寒湿物，食之令肌肉不生，阳气潜伏，四肢怠惰之症，疼痛沉重，时当湿雨则泄利，大便后有白脓血痢，或肠澼下血。病此乃诸阳气不行阳道之故也。"大概的意思是说，刚生过气不要吃东西，不可以吃得太饱，也不能太饥饿。要吃的饮食物温度要温和，应该吃的谷食多而肉食少，不应该吃肉汁，忌食寒湿之物，吃了后会令人罹患肌肉不生，阳气潜伏，而四肢怠惰之症，病发疼痛而感到沉重，如果赶上湿雨的季节则会泄利，大便有白脓血痢，或者大便带血。得这个病是因为诸阳气不行阳道的缘故。

111. 安身之本　必资于食　不知食　宜者　不足以存生

唐代医学家孙思邈在《千金要方·食治》中引扁鹊的话说："安身之本，必资于食。不知食宜者，不足以存生。"人的生命靠五味滋养，人的健康也会因五味损伤，所以扁鹊说安身之本在于饮食，如果不知道饮食的宜忌就不足以保存生命。所以宋元时期的医家李鹏飞在《三元参赞延寿书》中感叹："后人奔走于名利而饥饱失宜，沉酣于富贵而肥甘之是务。不顺四时，不和五味，而疾生焉。戒乎此则人元之寿可得矣。"只有明了饮食宜忌，才有可能得到天赋给我们的寿命。对于不同体质特点的人该怎样吃，元代的王珪在《泰定养生主论·论衰老》中有一个简要说明："凡肥盛强密者，自壮至老，衣食与药并用疏爽。"就是身体强健气盛的人，从壮年到老年，穿衣、饮食、用药都应以舒爽为要。多吃饭，少吃肉。果子宜吃蜜枣、柿、藕之类，蔬菜宜吃韭菜与萝卜。饮食上，饿时先吃热食，然后才可以吃些温凉的。不要贪吃黏滑、煎煿、辛辣燥热的食物，以防燥热内郁而得风痰证、外发痈疽之证。有些虽然清瘦而平素身体结实并兼有痰证的人，也是这样调理。"清癯（qú）虚弱者，自壮及老，衣服与药皆宜温厚。"清瘦虚弱的人，从壮年到老年，衣服、饮食、用药都应该用温厚的。性寒、伤胃、腥膻、鲙炙、生冷、油腻，都应该少吃。如果身体肥硕而素来大肠滑利泄泻，身体虚寒易患感冒的人，也用这个方法。

112. 慎言语则中气不散而上越　节饮食则中气不滞而下泄

　　养生有两个方面，一个是养德，一个是养身。明代自号沂阳生的王文禄在《医先》中说："慎言语则中气不散而上越，节饮食则中气不滞而下泄。"就是说慎言语则言语不失，德行有增，而心中无愧，气定神闲，一身正气，可以助中气积极向上，推动有力。节饮食则脾胃消化有权，中气不被郁滞，而可以行消化、升清、降浊、调和、转运等功能。

113. 早饭可饱　午后宜少食　至晚更必空虚

　　一日三餐，每餐多少不是根据有没有时间吃饭来定的。我们现在很多生活规则是人为制定的，而不是遵循客观规律。清代隐士曹慈山辑著的《老老恒言·饮食》中提出"早饭可饱，午后即宜少食，至晚更必空虚。"用通俗的话讲，就是：早饭吃饱，中饭吃少，晚饭吃了。

114. 食物有三化

我们的能量来源于食物，那么食物的能量是经过哪些过程才变成我们身体的能量呢？《老老恒言·饮食》引用《华佗食论》说："食物有三化：一火化，烂煮也；一口化，细嚼也；一腹化，入胃自化也。"就是食物经过三个阶段被消化而成为我们身体的精微物质：第一是火化，用外在的火力把它煮烂；第二是口化，就是在口中细嚼慢咽，借助唾液和牙齿的咀嚼使食物成泥；第三是腹化，就是食泥入胃，靠脾的推动，胃的蠕动，使食泥变成更为精细的精微物质在胃肠中吸收。这三个过程都很重要。而对于老年人来说，牙齿老化了，脾胃虚弱了，只有借助火化的力量多一些，才可以到胃中磨化容易点儿，产生的精微物质也多一些。

115. 牢齿之法

　　牙齿在食物的"口化"阶段起着至关重要的作用。而牙齿的损伤多因为不讲卫生造成。《老老恒言·饮食》说："食后微滓留齿隙，最为齿累，以柳木削签，剔除务尽。"食物的残渣滞留在牙齿间隙，这是牙齿最大的危害，所以要用柳木削成签，一定要剔除殆尽。苏东坡说："齿性便苦，如食甘甜物，更当漱。每见年未及迈，齿即缺落者，乃甘味留齿，渐至生虫作蜃。"就是说牙齿适宜苦味，如果吃了甜味食物，要马上漱口。看看那些没到年迈就牙齿脱落的人，基本上是甜味留在齿间，渐渐生虫腐化而致，也就是我们现在说的龋齿。有些人早期会满口黏腻，是因为身有浊气，这种情况就应该刷漱。另外用温水漱口只能去齿垢，而牙齿最怕的是火，一上火就牙痛，而用冷水漱口，习惯后即使是在寒冬也不觉得冰牙，还可以永除齿患，即使是牙要脱落时，也免于疼痛。另外《抱朴子》有一牢齿方法："晨起叩齿三百下为良。"

116. 茶能解渴　亦能致渴　荡涤津液故耳

中国人饮茶有着悠久的历史，茶的好处也尽人皆知，但饮茶也要注意有节制，茶味道清香，可让人不知不觉饮水过多，多饮则易得喘病。《老老恒言·饮食》说："茶能解渴，亦能致渴，荡涤津液故耳。"就是说茶会荡涤体内津液而愈饮愈

渴。另外茶叶"多饮面黄亦少睡",北宋
诗人魏仲先《谢友人惠茶诗》说:"不敢
频尝无别意,只愁睡少梦君稀。"在饭后
饮茶,可解肥浓之味。有人说绿茶不会让
人兴奋而睡不着觉,可是绿茶多性寒,对
于脾胃虚寒的人,喝绿茶会拉肚子,败脾
胃,所以好茶也要谨慎饮用。

117. 粥宜空心食　或作晚餐　粥后勿食他物　食勿过饱　觉胀胃即受伤

　　粥对人有补益作用,尤宜对老年人
更为合适。一般来说,气味轻清,香美
适口的为上品,稍逊者为中品,气味重
浊的为下品。所以喝粥只追求对身体有
益而且适口,常备给老年人调养。有的
老年人整天都是吃粥,不计顿,感觉饿
了就吃,也能强健身体,安享高寿。《老

老恒言》说："粥宜空心食，或作晚餐亦可。但勿再食他物加于食粥后。食勿过饱，虽无虑停滞，稍觉胀胃即受伤。"所以就调养身体的角度来说，粥应该空腹时喝，或者就当做晚餐也不错，但是吃过粥之后就不要再吃其他的食物了。喝粥也不能过饱，虽然粥滑润，不用担心停食而生积滞，但是稍微感觉有些胀，胃就已经受伤了。喝粥宁可有些烫也趁热喝，喝下去身上有微微汗出，这足以通利血脉。喝粥的时候不要吃其他的佐食，只是吃点咸味的小菜沾沾嘴唇，稍微解一下粥的淡味就可以了。

118. 延寿丹方

清代陆懋修《世补斋医书·老年治法》中说："以老年而商补法，鄙意以为唯董文敏所传延寿丹一方最为无弊。

延寿丹者，思翁年登耄耋（mào dié），服此神明不衰，须发白而复黑，精力耗而复强。"清代文学家梁章钜中丞说："我朝服此方者亦不乏人，咸能臻上寿，享康疆，黄发变元，腰脚转健，真延年却病之仙方也。又云，康熙朝有人珍公手录是方，字带行草，断为晚年所书。其效尤为可睹。余就养以来，自处方剂虽不全，用此方而取义必本于此。今年近七十矣，须发未见二毛，灯下能书细字。"看来这一方剂使人白发转黑、精力恢复作用很明显，作者自养方剂均取义于此方，年近七十的人头发仍没有变白，眼力还可读书看小字，都是服用这一补益方药的功劳啊。

延寿丹方：何首乌七十二两，豨莶草十六两，菟丝子十六两，杜仲八两，牛膝八两，女贞子八两，霜桑叶八两，忍冬藤四两，生地四两，桑椹膏一斤，黑芝麻膏一斤，金樱子膏一斤，旱莲草膏一斤，酌加炼熟白蜜，捣丸。

第四章　导引养生

119. 吹呴呼吸　吐故纳新　熊经鸟申　为寿而已矣

　　《庄子·刻意》："吹呴（xū）呼吸，吐故纳新，熊经鸟申。"这是导引养生的总纲，也是"导引"一词最早的出处。导引，是由意念带领，配合呼吸、按摩、肢体运动的中国特有的让人形神共养、内外兼修、身心舒展而愉悦的延年益寿之道。对上述这段话，唐代道学家成玄英解释说："吹，冷呼而吐故；呴，暖吸而纳新。如熊攀树而自悬，类鸟飞空而伸脚。斯皆导引神气，以养形魂，延年之道，驻形之术。"从文字学角度解释，吹是合拢嘴唇快速用力呼气，呴是慢慢地呼气，古代"呴"字也通"吼"字，是大声出气的意思。总之，是说用各种各样的呼吸方法，配合一些像熊爬树一样沉着而伸展的姿势、像仙鹤头颈与双脚形成一条直线在天空飞翔时一样的自由自在的动作，这样的锻炼能让人延年益寿。《灵枢·官能》指出："缓节柔筋而心和调者，可使导引行气。"是说身体缓和，肢节筋骨柔顺，心平气和的调柔之人，可以用导引行气的方法来治疗疾病，导引使人筋骨易柔，行气则使气血易和。

120. 筋骨瑟缩不达　为舞以宣导之

　　舞蹈也是古代导引术之一，是人们去除疾病、获得健康的一种方式。《吕氏春秋·古乐》中说："昔陶唐氏之始，阴多滞伏而湛积，水道壅塞，不行其源，民气郁阏（è）而滞著（zhuó），筋骨瑟缩不达，故作为舞以宣导之。"陶唐氏就是古帝尧，在他开始治理天下的时候，阴气过盛，天气寒冷，阳气不行，水道壅塞不通，水源不得流行疏布。百姓的精神也郁积而不舒畅，经气阻塞沉积不通，筋骨收缩蜷曲不能伸展，于是就用跳舞来宣导疾病，导引又称宣导由此而来。舞蹈可借助音乐的韵律，有节奏地调动全身的气血情绪，因而在疏通经脉气血、去除病气上有更强烈的宣泄作用。后世医家对舞蹈养生也有很多发挥，如明代龚居中《红炉点雪·静坐功夫》说：春夏的时候适合用舞蹈养生，因为春天是万物生发的季节，夏季是阳气茂盛的季节。儒家说："歌咏所以养性情，舞蹈所以养血脉。"所以春夏不必静坐，而应该夜眠早起，穿宽松的衣服，披散头发，缓慢地散步，吃完饭以后适宜稍作一些动作和舞蹈。张子和在《儒门事亲》中介绍：他曾以伴着笛声鼓乐的自由舞蹈，来治疗一些因忧伤而心痛的病人。这些都说明，舞蹈可以振奋精神，调畅气血，舒畅筋脉，通利关节，堪称形神同养的健身运动。

121. 痿厥寒热　其治宜导引按跷

导引按跷（qiāo）是《黄帝内经》记载的与针、灸、药并列的一种治疗疾病的方法。《素问·异法方宜论》记载："中央者，其地平以湿，天地所以生万物也众。其民食杂而不劳，故其病多痿厥寒热，其治宜导引按跷。故导引按跷者，亦从中央出也。"我国的中原地区，地势平坦湿润，适宜各种生物的生长而物产也极其丰富，中原地区人们的食物种类繁多，生活也比较安逸，少于劳动，不劳动则四肢不够强健，所以多有痿痹（bì）、厥逆之类的病，又因为食物较杂而阴阳错乱，所以会得阴阳偏盛的寒热病证。这些病适宜用导引按摩法治疗。所以导引按摩法是从中原地区传出去的。按照王冰的解释，"导引，谓摇筋骨，动支节。按，谓抑按皮肉。跷，谓捷举手足。"明·吴昆注："按，手按也；跷，足踹也。"可见导引是摇动筋骨、活动肢节的主动的肢体运动，按跷是由别人来帮助捏揉皮肉，用手拍打、用脚踩踏的被动的按摩运动。明张介宾则认为："按，捏按也；跷，即阳跷、阴跷之义。盖谓推拿溪谷跷穴以除疾病也。"认为按跷是按摩跷脉的意思，用推拿溪谷等跷脉穴位来去除疾病。而清张志聪说得更为直接："按跷者，按摩导引，引阳气通畅于四肢也。"就是通过按摩导引，使阳气外发于四肢。总之，按摩也是导引方法之一，适用于四肢关节疾病和寒热类疾病。

122. 五禽之戏　一曰虎　二曰鹿　三曰熊　四曰猿　五曰鸟

五禽戏是中国古代著名的导引功法，相传为华佗根据五种禽兽的动作所编创的。《后汉书·方技略》："华佗曰：古之仙者，为导引之事，以求难老。吾有一术，名五禽之戏：一曰虎，二曰鹿，三曰熊，四曰猿，五曰鸟。亦以除疾，兼利蹄足，以当导引。"具体动作套路据传由华佗弟子吴普记录在《太上老君养生诀》中，与南梁陶弘景收录《养性延命录》中的五禽戏基本一致。下面以《养性延命录》为蓝本介绍，《太上老君养生诀》中不同之处用括号标注。

"虎戏者，四肢踞地，前三踯（zhí），

却二（三）蹯；长引腰，侧脚仰天（长
引腹，乍前乍却，仰天），即返蹯行前却
各七过也。"做法：俯身，四肢着地，像
老虎一样，用力使身躯向前跃起三次，向
后跃三次；接着将腰部尽量向前拉伸，侧
脚，脚心向天，仰面向天；然后返回像老
虎蹲蹯一样，向前爬行七步，后退七步。

"鹿戏者，四肢蹯地，引项反顾，左
三右二（三）；伸左右脚（左伸右脚，右
伸左脚），伸缩亦三亦二也（左右伸缩亦
三）。"做法：四肢着地式，头颈向左转，
双目向左侧后方看，同时伸右脚，当左转
至极后稍停；右脚放下，头颈回转并继续
向右转，同时伸左脚，尽量伸展后缩回
来，这样左右伸缩各做三次。

"熊戏者，正仰，以两手抱膝下，举
头；左擗（pǐ）地七，右亦七；蹲地，以
手左右托地。"做法：平面仰卧，两腿屈

膝，双手抱膝下，双脚离地，头抬向腹侧，使肩背离地。沿着左侧肩背前后滚动七次，再做右侧七次。起身成蹲式，左手按地，右手抬起，重心在左手，身体左倾，接着右手按地，左手抬起，重心在右手，身体右倾，如此交替。

"猿戏者，攀物自悬，伸缩身体上下一七；以脚拘物自（倒）悬，左（七）右七，（坐，）手钩却立（左右手拘脚五），按头各七（按各七）。"做法：用手抓住高于自己身体的横杆，身体悬空，引体向上做七次；下来，再用脚背钩住横杆，手向后立在地上，头身向下倒悬，左右脚分别各做七次。用手钩住横杆，双脚放到地下站立，（坐位，左右手各牵拉脚趾五次），左右手按头部，各做七次。

"鸟戏者，双立手（立起），翘一足，伸两臂，扬眉（扇）用力各二七；坐，伸脚，手（起）挽足趾各七；缩伸二臂各七也。"做法：自然站式。向后跷起一条腿，两臂侧平举，抬头扬起眉（或像扇扇子一样用力向后），如此左右腿交换各做两个七次，然后坐下。伸直脚，用手牵拉脚趾，左右脚各做七次。再伸缩两只手臂各七次。

做五禽戏时，要用力去做，以能够出汗为度。可以轻身，助消化，长力气，除百病。

123. 早晚导引按摩法

《养性延命录·导引按摩》记录了早晚适宜的导引按摩法："清旦未起先啄齿二七，闭目握固，漱满唾，三咽气；寻闭气不息自极，极乃徐徐出气。满三，止，便起，狼踞鸱（chī）顾，左右自摇；亦不息自极，复三。便起下床，握固不息，

顿踵三。还上一手、下一手，亦不息自极
三。又叉手项上，左右自了捩，不息，复
三。又伸两足及叉手，前却自极，复三。
皆当朝暮为之，能数尤善。平旦以两手掌
相摩令热，熨眼三过。次又以指搔目四
眦，令人目明。……又法：摩手令热以摩
面，从上至下，去邪气，令人面上有光
彩。又法：魔手令热，雷摩身体，从上至
下，名曰干浴，令人胜风寒时气、寒热头
痛，百病皆除。"这段话的意思是：清早
还没起床就先叩齿两个七次，闭着眼睛，
两手握拳，像婴儿一样四指押住大拇指，
漱满口中津液，分三口气咽下；马上闭住
气不呼吸到极致，到挺不住时慢慢出气。
这样来回做三遍，停止。然后起床，像狼
一样蹲坐着，像老鹰寻找猎物一样左顾右
盼，左右摇头；也不呼吸到极致，反复三
遍。之后起身下床，如婴儿握拳，顿脚三

下。然后一手在上，一手在下，还是闭气到极致三次。之后双手交叉在脖子后面，向左右自己用力拽，不呼吸三遍。再伸开两脚，双手交叉，向前极力伸展，向后再极力伸展，反复三遍。这些导引吐纳法应当早晚都做，次数越多越好。早晨将两个手掌搓热，熨眼睛三遍。再用手指轻刮眼睛四眶，令人目明。双手摩热再干洗脸，从上到下，去邪气，令人颜面有光彩。双手搓热，再摩擦身体，从上至下，叫做干浴，让人能抵御风寒时气、寒热头痛，百病皆除。

唐代医家王焘在《外台秘要·养生导引法》中收录了相似做法："清旦初起，以左右手交互，从头上挽两耳举，又引鬓发即流通，令头不白、耳不聋。又摩掌令热以摩面，从上下二七止，去汗气，令面有光。又摩手令热，从体上下，名曰干浴，令人胜风寒时气、寒热头痛，百病皆除。"具体做法是：早上刚起床，用左右手交叉，从头上上提对面的耳朵，然后拉拽头发，干梳头发，这样做可以让头发不白、耳朵不聋。再用摩擦热了的双手搓面部，上下搓两个七次，停下来，这样可以去脸上的汗气，使面有光泽。再搓热双手，从上到下搓摩身体，叫做干浴，可以让人抵挡风寒时气、寒热头痛，百病皆除。

明代王蔡传所撰《修真秘要·神仙杂术》中也有类似的方法："每朝早起，啄齿并漱口，唾满口，咽之。缩鼻闭气，以右手从头上引左耳二七，复以左手从头上引右耳二七，令人耳聪延年。"就是每朝早起，叩齿并漱津，唾满口后咽下。闭气，用右手从头上拉引左耳两个七遍，再以左手从头上牵拉右耳两个七遍，令人耳聪延年。

124. 调肢体导引　治五劳七伤法

唐代医家王焘编撰的《外台秘要·养生导引法》收集了几乎所有的治疗疾病的导引法，下面节选几个五劳七伤的导引疗法。

去肘臂之劳："两手拓两颊，手不动，搂肚肘使急，腰内亦然；住定，放两肘，头向外，肘髆（bó）腰气散尽，势大闷始起，来去七通。"用两只手托住两颊，手不动，两肘与肚子使劲靠拢，腰的部位也使劲，挺住不动，放下两肘，头向外放松，肘、肩膀、腰的气力散尽放松下来，感觉肩肘劳累时就做一下，来去七遍。

去五劳腰脊膝痛、伤冷脾痹："两足跟相对，坐上，两足趾相向外扒，两膝头拄席，两向外扒，使急，始长舒两手。两

向取势，一一皆急三七。"两足跟相对，
坐上去，两足趾尽量相向外扒，两膝头抵
住床席，两只手抵住膝盖向两侧外扳，使
劲挺住，松弛一下两手，再向两外侧使
劲，都是用猛力使劲，做三个七遍。

　　去五劳足臂痛闷、膝冷阴冷："跪一
足坐上，两手臂内卷，足努踹向下，身外
扒，一时取势向心，来去二七，左右亦
然。"先跪左脚，坐下，两只手内卷托住
右脚掌，右脚使劲向下踹，身体向后外侧
使劲，然后右脚和身体向中心放松收回，
之后再重复前面动作，这样来去做两个七
遍，再换另一只脚做。

　　去腰足臂内虚劳、膀胱冷："坐抱两
膝下去三里二寸，急抱向身极势，足两
向，身起欲似胡床，住势还坐，上下来去
二七。"坐下，双手抱双膝下足三里的位
置，使劲抱膝极力靠向身体，两只脚抬

起，身子好像要倒到床上，就停止这个方向的姿势恢复坐位，这样上下来回做两个七遍。

去心劳痔病、膝头冷："外转两脚，平踏，向阴端急蹙，将两手捧膝头，两向极势捺之二七毕，身侧两向取势二七，前后努腰。"外转两脚，平踏，用力收紧肛门，用两手捧住膝头，向左右使劲按压，做两个七遍；身体向两侧用力倾斜，做两个七遍，再前后使劲弯腰。

去五劳七伤、脐下冷暖不和："两足相踏，令足掌合也。蹙足极势，两手长舒，掌相向脑项之后，兼至髃，相挽向头，髃手向席，来去七，仰手七，合手七，始两手角上极势，腰正，足不动。"两只脚互相踩踏，两脚掌合在一起，两手舒展，向前尽量拉长，把两脚尽力压紧，这样来去做七遍；两掌相向脑颈之后，向肩膀处使劲，腰正，脚不动，两手在头两侧向后使劲，做七遍；两手臂在头后相抱，手臂向床席用力，这样合手做七遍。

去五劳："一足踏地，一足屈膝，两手抱犊鼻下，急挽向身极势，左右换易四七。"一只脚踏地，另一只脚屈膝，两手抱膝盖下，劲力靠向身体牵拉，左右交换，做四个七遍。

125. 调肢体法　不择时亦无度数
　　乘闲便做　而见效且速

宋代司议郎蒲虔贯在《保生要录·调肢体门》中说："旧导引方太繁，崇贵之人不易为也。今此术不择时节，亦无度数，乘闲便作，而见效且速。"他认为，单就肢体调养而言，可以不选择时候，也无所谓做多少次数，只是乘着闲暇空隙的时间，随时随地去做，就会见到速效。这种调肢体的方法对于现代人们普遍坐办公室，很少有体力活动的情况尤其有用，关键是要勤快，不要懒惰，我们随时都可以动起来。蒲虔贯在《保生要录·调肢体门》中介绍了一些可以随时调节肢体疲劳的方法：手脚要时不时地屈伸锻炼；两臂要向左向右拉，如拉弓射箭的姿势；或者双手互相捶打，像捶打石头一样；或者双手握拳，向空中击打；或者手臂左右、前后轻摆；或者头颈左右顾盼环绕；或者腰胯左右转动，时俯时仰；或者两手互相抓住细细地扭转搓动，像洗手一样；或者两手掌相摩搓热放在眼睛上熨热，再搓热双手干洗脸。做事情的空当，忙里偷闲，随意做上一种或几种动作，做几十遍。每天多做，一定会身轻目明，筋节血脉调畅，饮食易消，无所壅滞。身体中感觉不舒服的一些小毛病，做了以后马上就会感觉好转。

126. 擦涌泉　摩肾俞　手挽弓　壁立足

冷谦是明初道士，是当时非常有名的音乐家和画家，其对养生颇有研究，他的养生经验主要收录在《修龄要旨》中，主张自我按摩，下面选取其中简单易行的四法，如法操练，收益甚丰。

擦涌泉：平坐，用一手握住脚趾，另一手擦足心赤肉，不计数目，以擦热为度，之后将脚趾略略转动。左右两足心换手握擦，累了就稍微歇一歇。有人让别人来给自己搓脚，那不如自己擦效果好。这叫擦涌泉穴，能除湿气，固真元。

摩肾俞：晚上临睡觉前坐在床上，脚垂到床下，解开衣服，闭息，舌头抵住上腭，闭目想象着看着自己的印堂，提肛收缩，两只手摩擦后腰的两侧肾俞穴，左右各摩擦一百二十下，多多益善。这个方法能非常有效地生精固阳，治腰痛。

手挽弓：静坐闭息，纳气猛送下，鼓动胸腹，两手作拉弓状，左右各做几个四遍，胸腹的气非常满了，再缓缓"呵"出来，这样来回做五个七遍。治四肢烦闷，背急停滞。

壁立足：平卧，去掉枕头，两只脚像墙壁一样立起来，用鼻子吸气数四个数，再用鼻子出气数四个数，等气出干净，再让气微微吸入鼻中，但不要让鼻子有吸气的感觉。这个方法可以除身中热及背痛之疾。

127. 婆罗门导引十二法

明代高濂在《遵生八笺·延年却病笺》中收录了用十二种动物编创的婆罗门导引十二法：

第一，龙引："以两手上拓，兼以挽弓势，左右同。又叉手相捉头上过。"就是两只手向上举起，同时像拉弓的姿势，左右侧相同。再两手在头上交叉，在头上前后摆动。

第二，龟引："峻坐，两足如八字，以手拓膝行，摇动，又左顾右顾各三遍。"蹲坐，两只脚呈外八字放置，用手扶着膝盖行走，左右摇动身体，如乌龟行走，向左右看各三遍。

第三，麟盘："侧卧，屈手承头将近床，脚屈向上傍髀展，上脚向前拗，左右同。"侧卧，曲肘，用手托着头抵近在床边，脚屈曲，向大腿处展开，抬起的脚放在体前，用手扶住膝盖用力拗，如麒麟盘坐，左右两边做法相同。

第四，虎视："两手据床，拔身向背后视，左右同。"两只手按着床，把身体挺起来，转头向背后看，像老虎左顾右盼，左右做法相同。

第五，鹤举："起立，徐徐返拗引颈，左右挽，各五遍。"起立，慢慢地扭头向左右使劲拉动来伸长脖子，像仙鹤要起飞的样子，左右各做五遍。

第六，鸢趋："起立，以脚徐徐前踏，又握固，以手前后策，各三遍。"起立，用脚慢慢向前踏步，双手握固，向前后摆动，像鸢凤飞舞的样子，左右各做三遍。

第七，鸳翔："以手向背上相捉，低身，徐徐宛转，各五遍。"两只手在背后互相靠近，向背上举，低下身子，慢慢旋转腰身，像鸳鸯翱翔的样子，左右各转五遍。

第八，熊迅："以两手相叉，翻覆向胸臆，抱膝头上，宛转各三遍。"两手互相叉握，翻过来掌心对着胸侧，抱在膝头上，像熊快跑的样子，身体左右辗转扭动各三遍。

第九，寒松控雪："大坐，手据膝，渐低头，左右摇动，徐徐回转，各三遍。"坐下，挺直腰背，两腿张开，用手按着膝盖，慢慢低头，身体左右摇动，再慢慢转回来，像青松傲雪一样，左右各做三遍。

第十，冬柏凌风："两手据床，或低或举，左右引，细拔回旋，各三遍。"两只手按着床，低下身，向左面牵引，抬起身，慢慢回转到另一个方向，再低下身，向右面牵引，像冬柏顶风的样子，这样两面各做三遍。

第十一，仙人排天："大坐，斜身偏倚，两手据床如排天，左右同。"坐下，挺直腰背，两腿张开，斜着身体向一侧偏倚着，两只手按着床，如神仙腾云驾雾般，左右动作相同。

第十二，凤凰鼓翅："两手交捶膊并

连臂，返捶背上连腰脚各三，数度为之，细拔回旋，但取使快为上，不得过度更至疲顿。"两手交叉捶两个胳膊连同小臂，再返身后捶背、腰连着做到脚，像凤凰鼓动翅膀一样，各做三遍，多做几遍，小心回旋，以感到舒服为好，不要过度，更不要使人感到疲劳。

128. 养五脏坐功法

《遵生八笺·延年却病笺》记载有养五脏坐功法，兹介绍如下：

养心坐功法："时正坐，以两手作拳，用力左右互相虚筑各六度。又以一手按腕上，一手向下拓空如重石。又以两手相叉，以脚踏手中各五六度。能去心胸间风邪诸疾。关气为之，良久，闭目，三咽三叩齿而止。"正坐，两手握拳，用力向左右互相虚打各六下。再把一手按在手腕

上，另一只手像重石头一样向下砸拓在手
上。再把两只手互叉在一起，用脚踏在手
中央，左右脚各踏五六下。能去除心胸间
的风邪等疾病。收功时闭气过一会儿，闭
上眼睛，分别鼓漱咽津三次、叩齿三次，
结束。

　　养肝坐功法："时正坐，以两手相重
按髀下，徐捼身左右各三五度。又以两手
拽相叉翻覆向胸三五度。此能去肝家积
聚、风邪毒气。余如上。"正坐，用两手
相互叠起来，按在大腿下，慢慢向左右两
侧拉拽身体，各做三个五遍。再用两手十
指交叉在一起，掌心向外推出去，再翻转
掌心向胸前拉回来，这样做三五遍。这能
去除肝郁气滞、风邪毒气，达到疏肝理
气、祛除风邪的效果。收功法如上。

　　养脾坐功法："时大坐，伸一脚，屈
一脚，以两手向后反掣，各三五度。能去

脾脏积聚、风邪，喜食。"正坐，一只脚伸直，一只脚屈曲，用两只手扳着伸出的脚趾向后反向牵拉，左右脚各做三五遍。能去脾脏积聚、风邪，增加食欲。

养肺坐功法："时正坐，以两手据地，缩身曲脊向上三举，去肺家风邪、积劳。又行反拳捶脊上，左右各三五度。此法去胸臆间风毒。闭气为之，良久，闭目咽液，三叩齿为止。"正坐，用两手按着地面，缩起身子弯曲脊柱向上把身子举起来，去肺病的风邪、积劳。再把拳头反向捶打脊背上，左右各打三五遍。这个方法去除心胸中的风毒。再做闭息功，良久之后，闭目，咽下津液，叩齿三遍，结束。

养肾坐功法："时正坐，以两手指从耳左右引胁三五度。可挽臂向空抛射，左右同，缓身三五度。更以足前后逾，左右各十数度。能去腰肾膀胱间风邪、积聚。

余如上法。"正坐，用两手从耳朵旁向上方推举牵引两侧胸胁，左右手分别做三五遍，也可以把胳膊拉起来向空中抛射以增加牵引力量，左右做法相同，再回复到原来位置。再用脚向前方伸出，再屈膝向后方收回，左右各做十几遍，能去除腰、肾、膀胱间的风邪、积聚。然后再做闭气、咽津、叩齿收功。

129. 老年人易行的卧功　坐功　立功

导引的具体方法非常多，都可宣畅气血，展舒筋骸，有益无损。《老老恒言·导引》中选取了老年易行的功法，分卧功、坐功、立功三项。

卧功五段：

仰卧，伸两足，竖足趾，伸两臂，伸十指，都是向下用力，然后向左右转身牵动，做数遍。

仰卧，伸左足，以右足屈向前，两手用力抓着右足攀到左胁方向。再换左脚，轮流做。

仰卧，竖两膝，膝头相并，两足向外，以左右手各攀左右足，用力向外，做数遍。

仰卧，伸左足，竖右膝，两手兜住右足底，用力向上，膝头至胸。兜左足同，轮流做。

仰卧，伸两足，两手四指握大拇指，首着枕，两肘着席，微上举腰，摇动数遍。

坐功十段：

趺坐，擦热两掌，作洗面状，眼眶鼻梁耳根，各处周到，面觉微热为度。

趺坐，伸腰两手置膝，以目随头，左右瞻顾，如摇头状，做数十遍。

跌坐，伸腰，两臂用力，作挽硬弓势，左右臂轮流互行之。

跌坐，伸腰，两手仰掌，挺肘用力，齐向上，如托百钧重物，做数遍。

跌坐，伸腰，两手握大拇指作拳，向前用力，作捶物状，做数遍。

跌坐，两手握大拇指向后，撑住身体两侧座位，微抬举起臀部，用腰摆摇数遍。

跌坐，伸腰，两手置膝，以腰前扭后扭，再左侧右侧，全身用力，交互动作，不计遍。

跌坐，伸腰，两手开掌，十指相叉，两肘拱起，掌按胸前，反掌推出去，正掌挽回来，做数遍。

跌坐，两手握大拇指作拳，反后捶背及腰，又向前左右交捶臂及腿，取快而止。

跌坐，两手按膝，左右肩前后交互地扭转，如转辘轳，令骨节俱响，背微热为度。

立功五段：

正立，两手叉向后，举左足空掉数遍，掉右足同，轮流行。

正立，仰面昂胸，伸直两臂，向前，开掌相并，抬起，如抬重物，高及首，做数遍。

正立，横伸两臂，左右托开，手握大拇指，宛转顺逆摇动，不计遍。

正立，两臂垂向前，近腹，手握大拇指，如提百钧重物，左右肩俱耸动，做数遍。

正立，开掌，一臂挺直向上，如托重物，一臂挺直向下，如压重物。左右手轮流做。

130. 步则筋舒而四肢健　散步所以
养神

　　《老老恒言·散步》说："久坐则脉络滞。"所以居家平常没什么事，就在室内时不时地缓步转行几十圈，让筋骨活动，脉络才能流通。这样练习久了以后，可以渐渐地走到几百上千步，足力也倍增。因为"步主筋，步则筋舒而四肢健，懒步则筋挛，筋挛日益加懒，偶展数武，便苦乏气，难免久坐伤肉之弊。"

　　散步除了有舒筋活络的功能外，还可以养神。《老老恒言·散步》说："散步者，散而不拘之谓。且行且立，且立且行，须得一种闲暇自如之态。卢纶诗曰'白云流水如闲步'是也。《南华经》曰：'水之性，不杂则清，郁闭而不流亦不能清。此养神之道也。'散步所以养神。"

所谓的"散步"，就是松散而不拘谨地走路的意思。走走停停，停停走走，须要有一种闲暇自如的状态，散步像流水一样，可以让心情放松，舒畅，杂念顿消，所以说散步可以养神。

131. 行步时不得与人语 欲语须住足

明代高濂《遵生八笺》告诫我们说："凡行步时不得与人语，欲语须住足。"是说行走的时候动气，再开口说话，就把已经动起来的气打断了，要分出一部分去用来说话。如果这两股气接续不上就失调了，所以要说话就停下脚步来说，如果不是非常重要的话，干脆就不说罢了。我们常说"食不语，寝不言"，还要加上一条散步时也要慎言。

散步的具体做法，如《老老恒言·散

步》中说：要走步时先起立，整理一下衣服，安定一下气息，慢慢做一些站立的准备活动，然后再从容展步，则精神、足力倍加爽健。荀子说："安燕而气血不惰。"就是说像这样的生活安闲而气血不怠惰。

饭后食物入胃，一定要慢行数百步以化食，即加强胃的蠕动而促使食物易于消化。明代王逵撰著的《蠡（lǐ）海集》中说："脾与胃俱属土，土耕锄始能生殖，不动则为荒土矣，步所以动之。"意思是说，脾和胃都属于土，要勤于耕锄这块土，土才能生长出庄稼，土如果没有被松动过，那就是荒土，散步就是在耕锄脾胃这个"土地"。元代伊世珍所撰的笔记小说《琅嬛记》说："古之老人，饭后必散步，欲摇动其身以消食也，故后人以散步为逍遥。"饭后散步，摇动身体可消食，可见饭后散步才能过得逍遥。

132. 行气导引　肾有久病者　闭气不息七遍　以引颈咽气顺之

　　行气是导引的重要方法，实际上无论是意念导引、呼吸导引、舞蹈导引、运动肢体导引、按摩导引还是声音导引，都离不开运气。《素问遗篇·刺法论》记载了行气治病养生的方法："肾有久病者，可以寅时面向南，净神不乱思，闭气不息七遍，以引颈咽气顺之，如咽甚硬物。如此七遍后，饵舌下津令无数。"是说长期有肾病的人，可以在清晨三点至五点之间，面向南面，集中精神，消除杂念，屏住气息，只吸气而不呼气，这样连做七遍，然后伸直颈项，把舌下的津液不管多少都像咽硬食物一样咽下去。行气导引以调息、行气为主，动作比较简单。常与存思、服气、咽津、自我按摩配合，强调内部气体布运的整体运作，主张积蓄能量而不外耗，从而调整自身体内的功能，挖掘人身自有的潜在能力，从根本上达到精神与形体的高度统一。

133. 服气吐纳六气　呬主肺　呵主心　呼主脾　嘘主肝　吹主肾　嘻主三焦

我们说服气、吐纳、调息，都离不开六个字：呬、呵、呼、嘘、吹、嘻。就是吐气时按照这六个字的不同发声方法吐气会有不同的治疗养生效果。根据《太上老君养生诀·服气吐纳六气》所记载，这六个字的主要功能是：

呬字：呬主肺，肺主气，肺气贯注心脉，助心行气，与五脏相连，肺开窍于鼻。有肺病时，可在呼气时默吐"呬"字来治疗。

呵字：呵主心，心开窍于舌，心为五脏六腑之大主，五行属火。心有疾病，在呼气时默吐"呵"字来治疗。

呼字：呼主脾，脾其华在唇。脾有疾病，呼气时默吐"呼"字来治疗。

嘘字：嘘主肝，肝开窍于目。肝有疾病，在呼气时默吐"嘘"字来治疗。

吹字：吹主肾，肾开窍于耳。肾有疾病，在呼气时默吐"吹"字治疗。

嘻字：嘻主三焦，三焦有疾病，呼气时默吐"嘻"字来治疗。

有一首《孙真人卫生歌》可以记诵：世人欲识卫生道，喜乐有常嗔怒少。心诚意正思虑除，顺理修身去烦恼。春嘘明目夏呵心，秋呬冬吹肺肾宁。四季常呼脾化食，三焦嘻出热难停。发宜多梳气宜炼，齿宜数叩津宜咽。

134. 服气疗病要点　行气欲除百病
　　　随所在作念之

　　行气养生的功效怎么样，只有亲身实践的人才能体会。人们往往不相信只靠自己的力量就可以祛病健身，所以真正实践的人很少。或者觉得有点玄虚，或者觉得方法一定很难掌握。在《养性延命录·服气疗病篇》中，彭祖的话说出了行气治病的要点："凡行气欲除百病，随所在作念之。头痛念头，足痛念足，和气往攻之，从时至时便自消矣。"就是想要行气祛除各种疾病，就根据病痛所在的位置来调动意念，头痛就用意念想头，脚痛就用意念想脚，用意念调动身体的气到病痛的地方去攻击病灶，大约一到两个时辰的时间，疼痛便自行消失了。行气要运用自如还要练。平时经常进行闭气纳息，从天亮到中午都可以练，然后跪坐着搓眼眶熨目和按摩身体，用舌头在上下唇内侧搅动，把产生的唾液咽下去，这样服气几十遍，再起来走走。如果身体稍有疲倦不安的感觉，便导引闭气来攻击患处。必须要存想自己的身体每一处都有气在体内运行，这股气起于鼻口，通达十指末梢，这样就会感觉身体通透宁静，平和顺畅，返璞归真，神清气爽，就不一定要使用针药灸刺来治疗了。

135. 道者气也　保气则得道　得道则长存　神者精也　保精则神明　神明则长生

《养性延命录·服气疗病》收录《服气经》的话说："道者，气也；保气则得道，得道则长存。神者，精也；保精则神明，神明则长生。精者，血脉之川流，守骨之灵神也。精去则骨枯，骨枯则死矣。是以为道务实其精。"这段话告诉了我们养生之道与精、气、神三者的关系。人有三宝精、气、神。养生的最高境界是养神，但神需要精的滋养，保养好精才能令神气修明，神明则身有主宰而自得长生。精是人体流动的气血，是骨中的精髓，精亏则骨无以滋养而枯竭，骨枯则死，所以养生之道，一定要充实人体之精髓。而精靠气来化生，所以养生的第一步还是养气，气是生命的本源，也是生命的动力，保存好气，气能生精，气是道的体现，学会保气、运气、养气，就可以悟得生命之道，遵循生命之道去生活就可以尽天年而得长寿。

136. 长息吐气法

《养性延命录·服气疗病》中介绍了一种长息吐气法："凡行气，以鼻纳气，以口吐气,微而引之,名曰长息。纳气有一,吐气有六。纳气一者,谓吸也。吐气有六者,谓吹、呼、嘻、呵、嘘、呬(xì),皆出气也。凡人之息,一呼一吸,原有此数。欲为长息吐气之法,时寒可吹,时温可呼。委曲治病:吹以去风,呼以去热,嘻以去烦,呵以下气,嘘以散滞,呬以解极。"这段话的大意是,大凡行气的时候,都是用鼻子吸入气,用口吐出气,动作要均匀细微而深长地慢慢引导,叫做长息。纳气有一种方式,吐气有六种方式。纳气这一种方式,叫吸。吐气的六种方法是,呼气时发吹、呼、嘻、呵、嘘、呬的动作,都是只出气不发出声音。一般的时候就是一呼一吸。要练长息吐气法,则天寒时用吹法,天气热时可用呼法。如果用来治病:吹以去风,呼以去热,嘻以去烦,呵以下气,嘘以散去淤滞，呵以解除疲劳。

具体用长息吐气法养气的时候，要知道从夜半至日中为生气，从日中后至夜半为死气。常在生气的时候仰面正卧，闭上眼睛，双手如婴儿一样握拳，四指押住大拇指，屏住气不呼吸，在心里数二百个数后用口将气吐出。这样做，可以使身体精神都感到精力俱足，五脏安泰。能闭气数到二百五十，则眉心明亮，耳目聪明，全身无病，邪气就不能侵犯了。

用长吸吐纳法调养的妙方：心脏病的人，身体有冷热症状，用吐纳法中吹法和呼法来祛除疾病。肺脏病的人，胸背胀满，用嘘气法将气吐出。脾脏病的人，体上游风习习，身痒痛闷，用唏气法吐气。肝脏病的人，眼睛痛，情绪忧愁不乐，用呵气法吐气。吐纳调息依常法，用鼻子吸气、口中吐气，应当让气按照吹、呼、嘘、呵、嘻、呬六字的发音方法将气吐出。如果练者按照这个方法，怀着恭敬之心来做，效果最好，这是愈病长生的要术。

137. 六字气诀 不炼金丹 且吞玉液 呼出脏腑之毒 吸来天地之清

明朝太医院龚廷贤在《寿世保元》中说："不炼金丹，且吞玉液，呼出脏腑之毒，吸来天地之清。"这是指养生六字气诀而言。他说，人的五脏六腑之气，因五味熏灼而不和，又加上情志抑郁不舒，积久生病，内伤脏腑，外攻九窍，而导致身体受病。用六字气诀可以治五脏六腑的疾病。其方法是，用呼字的方法而自行泻去脏腑之毒，用吸字的方法采天地之清气来补益脏腑。当天会有小的体验，十天就

会有更大的体验，一年后则万病不生，延
年益寿。这是保卫生命之宝啊。呼有六
法：呵、呼、呬、嘘、唏（嘻）、吹。吸
只有一个方式而已。以呵字治心气，以呼
字治脾气，以呬字治肺气，以嘘字治肝
气，以嘻字治胆气，以吹字治肾气。

138. 胎息　胎从伏气中结　气从有
###　　　 胎中息

　　胎息，是导引行气功法中所达到的呼
吸的最高境界。在人体脐下三寸有一个穴
位叫做气海，也叫下丹田，也叫玄牝。阴
阳气相合结于此，三个月形成胎，十个月
成人形。而修炼呼吸吐纳时，神安泰于丹
田为胎，不动不摇，如婴儿在腹中；气潜
伏在气海为息，指粗气灭绝，绵绵密密，
幽幽微微，像在胞胎中的婴儿那样可以不
用鼻口呼吸，这就叫胎息。关于胎息较早

的文字记载是道家修炼专著《胎息经》：
"胎从伏气中结，气从有胎中息。气入身
来谓之生，神去离形谓之死。知神气可以
长生，固守虚无以养神气。神行则气行，
神住则气住。若欲长生，神气相注。心不
动念，无去无来，不出不入，自然常住。
勤而行之，是真道路。"这段话在说明神
与气的关系，胎指神，息指气。这样气潜
伏在丹田，护守神于身内，神气相合则阴
阳抱一而成胎，便觉腹中有一个蠕蠕而动
的内气团。神是以气为依托的，有气息进
入人体，人才会生；气也是由神来主宰
的，如果神去了，离开了形体，那么气无
所主而散，生命就死亡了。炼养神气可以
长生，所以要固守虚无来养神气。坚持不
懈地修习胎息功法，是养生的真正道路。
后来唐代丹家幻真先生录《胎息铭》说：
"三十六咽，一咽为先。"讲的是咽气之

术，调气咽津来补充元气的练习，一日之内要咽津三十六次，一个时辰之内咽津三次，而子时咽津最好。吐气时要细细的，吸气时要绵绵，坐着躺着都可以，行动站立都不影响，戒除环境嘈杂，忌吃鱼肉腥膻食物。这个方法是借用胎息的名义，实际上是炼身体的内丹，不只是能治病，还可以延长寿命，坚持长久练习，一定会名列寿星的名单。

139. 内视法　存想思念　令见五脏入悬磬　五色了了分明勿辍也

　　内视法是不用眼睛向外看，而用心照察自身的一种静心悟道的方式，与存想密切相关，可以起到治疗和养性的作用。内视又称内观，道教早期经典《太平经》就有丰富的记载。《千金要方》录《道林养性》中的黄帝内视法为："存想思念，令见五脏入悬罄、五色了了分明勿辍也"。就是说要存想，"存"谓存我之神，"想"谓想我之身，就是闭上眼睛，不用眼看，而用心观，用心去念想身体，让五脏在虚空的身体中清晰可见，五种颜色也看得了了分明，这样用心看不要停。可以每天早晨刚起床，面向南方，两手展开放在膝盖上，闭眼，用心中的眼睛观看气，上可看着气到头顶，下可看着气到涌泉穴。每天早晨都这样做，就叫做迎气。平常时要用鼻子吸气，口吐气，要微微地吐出，不要开口，再做到吐出的气少，吸入的气多。每次吸气，都要把气送到腹部。

140. 导引养生 初不甚觉 积累百日 功不可量 比之服药 其效百倍

养生功法有数百种，不必都学，只选

择简单易行的一种坚持修习，就知道书中所言的都不是虚妄的。《苏沈良方·上张安道养生诀》描述了作者导引养生的体会说："其效初不甚觉，但积累百余日，功用不可量，比之服药，其效百倍。"其所说的导引方法如下：每天子时或者三四点以后都可以，披上衣服面向东或南面坐起来，盘上腿，叩齿三十六遍，两手以四指押住拇指握固，拄腰腹间，闭息（闭息是道家要妙之处，先需闭目静虑，扫妄想，使内心清静，诸念不起，自觉出入气息调匀微细，就闭口并鼻，不让气出去），内视五脏：肺白、肝青、脾黄、心赤、肾黑（可以找一些五脏的图挂在墙上，使心中熟悉五脏形状），再想心为炎火，光明洞彻，入下丹田中（丹田在脐下），待腹满气极，则慢慢出气（不得让耳朵听到声音），等到呼吸出入匀调后，就用舌搅齿内外，漱炼津液（漱炼良久，自然甘美，这都是真气），不要咽下。再做前面的过程：闭息内观，纳气丹田，调息漱津，皆依前法，这样做三次，津液满口，再低头咽下，用气送至下丹田中，须要用意念，猛然让津与气相合，像坠入山谷一样有声音发出，径直进入丹田。再按照前面方法做，共九次闭息、三次咽津后停止。然后用手摩热两足心（涌泉穴）及脐下和腰脊间，都感到热得透彻（慢慢摩擦，微微出汗没有关系，不可大喘气），再用两手熨眼、面、耳、项，让这些部位都感到极热，再按捏鼻梁左右五七遍，干梳头一百多下，散开头发躺下，熟睡到天亮。

上面的方法简易，关键在于长久坚持才有效。先暂且做二十天，精神就会感觉不同。常练习闭息，时间渐渐持久。用脉来测量，脉跳五下为一次。闭得渐久后，一次闭息，可以脉跳一百二十下才呼吸，而且可以这样闭息二十多次。但又不可以强制自己闭息时间太长，会使气错乱，突然气奔出来，反而为害。一定要慎之又慎！还必须晚上节食，让腹部宽虚，气得回转。白天没事儿的时候，也可以随时闭目内观，漱炼津液咽下，摩熨耳目，以助真气。只要清静专一，就很容易见到功效。有三种人不可学这种养生要术：一急躁，二阴险，三贪欲。

141. 修养摄生之道　勿要损精　耗气　伤神　此三者　道家所谓全精　全气　全神是也

　　《神隐书·摄生之道》说："凡人修养摄生之道，各有其法。如平昔燕居之日，大概勿要损精、耗气、伤神。此三者，道家所谓全精、全气、全神是也。三者既失，真气耗散，体不坚矣。"大凡人们修养摄生之道，各有各的方法。总的原则是平时的日常生活和工作不要损精、耗气、伤神。这三点是道家所谓的全精、全气、全神。精、气、神如果受损伤，真气耗散，身体就不会坚固健康了。《神隐书·摄生之道》记载了全精、全气、全神的具体做法：一般是在早上鸡鸣的时候，起来坐在床上，可以围着被子来调整呼吸，叩齿，聚神。做完之后，感觉神气都很安定，再进行吐纳导引的练习，气吸入身体到下丹田，再经过尾闾，沿后背上行至百会，再由百会下行入鼻，为一周天，每天做几十遍周天，就会感觉周身和畅，血脉自然流通。这个时候，舌下津液汩汩而生，神气充满下腹，就应当把津液大口咽下，纳入丹田，以补元阳。在床上吐纳咽津之后，再吃些平日补养的药食。然后用两手摩擦令热，再行一些肢体导引功法。做完后慢慢下床，才可以梳头、漱口，盥洗完毕，再默诵养生经典一遍，再在庭院逍遥散步一百步左右。等到太阳升起三五丈高的时候才可以喝粥。吃完后用手摸着腹部，再走二三百步。最大的忌讳是生气、发怒。每天早晨起床的时间，一定要在鸟鹊未鸣、人事未动之前。这时候天地之气尚清，阳气方盛，感得此气，令人长寿。

142. 真人之息 息之以踵 凡人之息 息之以喉

《修真秘要·真人调气诀》中引用仙经的话说："真人之息，息之以踵。凡人之息，息之以喉。"这就是古人所说的，懂得养生之道的真人的呼吸，是用脚后跟来呼吸，而我们凡人的呼吸，常认为应该

用咽喉来呼吸。这并不是说真的用脚丫子
呼吸去了，而是当我们吸气的时候，用意
念想着这口气吸到了脚后跟的位置，这样
有利于把气纳入下焦气海。如果把气要吸
到下焦，这个路途长一些，呼吸的速度就
会慢一些，而只把气吸到胸部上焦，那么
距离近，呼吸就会很短促。人身上有四
海：气海、血海、水海、谷海。虽然有四
海，但都是从气而生的。《修真秘要·真
人调气诀》分析吐纳法说：凡调气，从夜
半至中午为阳气生发的时间，可以服气。
从中午到夜半都是阳气逐渐闭藏的时间，
不可以服气。方法是正仰卧，慢慢漱咽津
液。口只是吐气，鼻只是吸气。慢慢控制
收缩鼻腔来吸气，不要吸气太快，当气吸
得太满的时候，吐气就会觉得困难。脉搏
跳五次为一息，数脉搏跳二十五下就可以
了。如果闭气达到九十息，就是脉搏跳四

百五十下，才可以呼吸吐纳完毕，再回来重做，做满四个九遍，每口吐气就咽一次津液，还是鼻子吸气。凡吸气的时候则气上，吐气时则气下，自己会有感觉。行气常以每月初一到十五，念想着气从手十指端出；十六到三十，念想气从足十趾端出。这样时间久了，就会自觉手足气通，即能闭气不息。

143. 修养涉于方外玄远　保养不外日用食息

我们提倡养生，但反对形式主义的养生，养生方法千变万化，如果都想学，或者执著某一方法，将某一功法神秘化，或者某一方法有些体会就任意批评其他养生方法，这些都是不可取的，如还有这样的分别心和执著心，就要从心性上多加修养。单就健康而言，修养和保养有联系，也有区别。明代医家李梴在《医学入门·保养说》中认为："无大异也。但修养涉于方外玄远，而非恒言恒道。保养不外日用食息，而为人所易知易行。"这就是认为修养和保养没有太大区别，只不过修养在世俗之外，不是谁都能接受得了和做得到的，而保养不外乎日常起居饮食，是人们容易掌握和实践的。他还说，神农起医药之方，黄帝创导引之术，被后世传下来，很多是失去了原来面貌的。《素问》说："食饮有节，起居有常，不妄作劳"，"精神内守，病安从来"，"故能尽其天年，度百岁乃去。"这些都是保养的正宗的原则，就是做什么事情要有所节制、有常规而不过于疲劳，那么气就会顺着正常的轨道运行。

李梴还给呼吸吐纳导引的一些功法提出了一些警告："运任、督者，久则生痈；

运脾土者，久则腹胀；运丹田者，久则尿血；运顶脉者，久则脑泄"。对于六字诀，他说是可以发散外邪，但是中虚有汗者忌练。八段锦虽能流动气血，但是中虚有火者忌练。

144. 呼吸静功妙诀

《寿世保元·呼吸静功妙诀》中记载了静功练法：每天选择子、午、卯、酉四个时辰，在安静的居室中，把较厚的褥子铺在床榻上，盘脚跌坐，瞑目不视，用棉花塞住耳朵，心中断绝一切念想思虑，以意随呼吸一往一来，上下于心肾之间，不急不慢，任其自然。坐一炷香的工夫后，觉得口鼻之气不粗，渐渐和柔。又一炷香的工夫后，觉得口鼻之气似无出入，然后缓缓伸开脚，睁开眼睛，拿去耳塞，下床行走几步，再仰卧在床榻上，少睡片刻起来，喝半碗粥。不可劳累恼怒，有损静功修炼。每日依法行之，两月之后，自见功效。子、午、卯、酉是一天中四个时辰，子时为夜里 11 点至凌晨 1 点，午时是中午 11 点至下午 1 点，卯时是清晨 5 点至 7 点，酉时是下午 5 点至 7 点。这四个时辰是一天中黑白交替、夜半日午的时间，在道家功法中认为，这几个时辰是活的时辰，所以选择这几个时辰练功效果好。静功的关键点在于一个"静"字，要身静、心静、意静。而不像前面的吐纳呼吸，是用意念牵动气在身中运行。静功不必关注气，也不必观想，而是在无我的状态下，让身中之气自然调整，浑然一体，所以静功是各种功法中的最高境界。

145. 清心释累　绝虑忘情　少思寡欲　见素抱朴　学道之功夫也

《红炉点雪·静坐功夫》：“清心释累，绝虑忘情，少思寡欲，见素抱朴，学道之功夫也。心清累释，足以尽瑕。绝虑忘情，足以静世。思欲俱泯，足以造道。素朴纯一，足以知天下安乐之法。”意思是说，让心灵清虚，摆脱世俗的牵累，断绝一切的思虑，忘记情志的干扰，少思寡欲，显现出原本就有的自然状态，保守自然朴素的本质，这些都是学道的功夫。心里清虚，牵累放下，足以消除一切过失。断绝思虑，忘记情志，足以让世界安静。思欲灭除，足以成道。素朴纯正而专一，足以知天下安乐之法。怎样做到清心释累，绝虑忘情呢？那就是静坐。《红炉点雪·静坐功夫》说：每天务必要吃得少，衣服宽松，在十二个时辰中遇到闲暇时间，就进入室内盘腿静坐，心无杂想，收聚意念，眼不旁观。《丹书》说："人心若与天心合，颠倒阴阳只片时。"就是说，以心观道，道即心也。以道观心，心即道也。若能清心寡欲，长久地坚持践行则百病不生。

第五章 房事养生

146. 人产而不学者二 一曰息 二曰食 贰生者食也 损生者色也

长沙马王堆汉墓竹简《养生方》说："人产而不学者二：一曰息，一曰食。非此二者，无非学与服。故贰生者食也，孙（损）生者色也。是以圣人合男女必有则也。"人生下来不学就会的有两件事，一个是生息，一个是饮食。除此两者以外，没有不是通过学习和实践才会的。这里的生息蕴含的就是房事的意思，在中国古代称性生活为房事、房中、入房、合阴阳、合男女、交媾（gòu）、交合、交接等等，重视房事保健是我国养生学的一大特色，也是中医中有关性医学的精髓。饮食、房事都是人们生活中必不可少的，但要有节制。古人"合男女必有则"的观点是非常可贵的，而现在有些人认为"食、色性也"，正因为饮食、男女是人的天性，便随心所欲了。大家都知道，中国古代帝王三宫六院，官宦富贵人家也是妻妾成群，他们的生活是穷奢极欲，荒淫无度，这些人大都是短命夭寿，正应验了古人"损生者色也"的说法。饮食也一样，现在人们的生活好了，生活富足，物产丰富，人们就随心所欲，日日山珍海味，天天过年，好像一天不吃肉就没好好过日子一样，结果现在的高血压、糖尿病泛滥。所以我们日子好了，更应该保持清醒头脑，要饮食有度，房事有则，在此基础上才有资格谈健康长寿。

147. 人有九窍十二节皆设而居 何故而阴与人俱生而先身去

　　长沙马王堆汉墓竹简《十问》是以黄帝、尧、舜与岐伯、容成、彭祖等人的对话形式，来探讨房事养生的医学理论的，其中有这样一段对话，尧问舜："人有九窍十二节皆设而居，何故而阴与人俱生而先身去？"人有九窍十二经脉，它们都有一定的功能和部位，为什么人的生殖器官和人一同出生，却先于身体的其他器官失去功能而衰老了呢？舜的回答很耐人寻味，他说："饮食弗以，谋虑弗使，讳其名而匿其体，其使甚多，而无宽礼，故与身俱生而先身死"。舜的意思是说，人们既不关心生殖器官的吃喝营养，也不考虑怎样去好好爱护它，甚至连它的名字都忌讳说出来，还把它隐藏在身体的阴私之处，能用的时候尽管频繁地过度去使用，又不懂得节制和规则，所以它与身同生却最先衰老。尧接着又问，那怎么补救呢？舜回答说："必爱而喜之，教而谋之，饮而食之，使其题额（é）坚强而缓事之，必盬（gǔ）之而勿邑，必乐矣而勿写，材将积，气将褚（chǔ），行年百岁，贤于往者，舜之接阴治气之道。"舜告诉我们，对性器官一定要倍加爱护，要懂得它的养护之道和使用方法，要注意营养，不能临事仓促，要等性器官壮实坚强，还要对性事舒缓而为，要注意休息而不要忧愁不安，要享受其乐但又不轻泄精，使精液蓄积，元气储备，到百岁的时候性功能还能正常，这就是舜的夫妇治气之道。

148. 去七损以抵其病　用八益以贰其气

　　人身之气和谐盛衰与否与"七损"、"八益"有关，什么叫七损、八益？马王堆汉墓医简《养生方》中给我们解开了这个千古疑案。书中说："七孙（损）：一曰闭，二曰泄，三曰渴，四曰勿，五曰烦，六曰绝，七曰费。"具体的意思是，精道不通为闭；汗出早泄为泄；精气短竭为渴；阳痿勿举为勿；气粗心乱为烦；没有性生活为绝；用之过度、操之过急为费。八益就是八种有利的法则，"八益：一曰治气，二曰致沫，三曰智时，四曰蓄气，五曰和沫，六曰窃气，七曰寺赢，八曰定顷。"早起坐床行气提肛为治气；丹田之气通于周身，引出津液阴水为致沫；男女嬉戏在前，在女意情动的时机行事为智时；脊柱松软，缩肛，气沉前阴，蓄养精气，徐缓以进为蓄气；夫妇交接时不要出入急快，要柔和相互协调，有阴液渗出为和沫；事后起身离床，奋起握住阴茎，屏息聚气为窃气；聚气之后，静身不动，等待气血温润全身为寺羸；高潮泄精之后，趁着阴茎未衰时退出叫定顷。如果两性生活不能用八益、去七损，那么到四十岁阴气就消耗过半了，五十岁起居衰老，六十岁耳目不聪明，七十岁身体上下皆感虚衰枯萎，生殖器官不能再用，鼻涕眼泪也容易流出。那怎么办呢？《养生方》接着说，让性功能恢复健壮是有办法的，就是去除"七损"来抵抗疾病，用"八益"来倍增精气。要做到居处安乐，饮食适宜，皮肤致密，气血充盈，身体轻利。但如果夫妇房事粗暴急促，而不能按照八益的法则去做，就容易生病，出现出汗、喘息、心烦、气乱和其他难治疾病。如阴虚产生内热,可服汤药配合灸法来调气,辅以健康的生活起居习惯。如果勉强行房事又不讲求方法,就会产生痔痔、肿胀、囊肿一类的病证,使气血不能充盈,上下九窍不通利而功能偏废,还可能产生痤疮脓疡之类的病。善用八益去七损,就不会发生这样的病了。

149. 人之所上　莫过房欲　法天象地　规阴矩阳

性生活是男女成熟之后的正常生理现象,古人把它提高到法天象地的高度,反对禁欲,认为一般人所喜好的莫过于房中的快乐欲望,但男女交合之道必须以天地自然为法则,以阴阳的特性为规范。《素女经·洞玄子》中指出这一原则的重要性:"悟其理者,则养性延龄;慢其真者,则伤神夭寿。"领悟了其中的道理，就可以颐养性情，延年益寿；忽视这个原则，就会伤神而短寿。而在房事中的坐、卧、舒展、卷曲的身形，仰、俯、长、短的姿势，侧、背、向前、后退的方法，出、入、深、浅的规范，都融合了天地阴阳的道理，符合阴阳五行的规律。遵从这些规律的人就能得以保全寿命，违反这一规律的人就会使生命限于危亡的处境当中。

150. 欲不可绝　男不可无女　女不可无男　孤独而思交接　损人寿　生百病

"饮食男女，人之大欲存焉。"正因为如此，人们往往在天性的欲望面前疏于警戒，所以，世人饱受食色带来的苦难而没有觉察，或者明白食色的危害却不能自拔，而依然沉溺于其中的人，不在少数。

难道这是在要求人们远离食色吗？《抱朴子·释滞》说："人欲不可都绝。阴阳不交，则坐致壅遏之病，故幽闭怨旷，多病而不寿也。"人的这种天性欲望是不可以都禁绝掉的，阴阳不交，则导致气血壅遏不通的疾病，所以女子深闭闺房和男子成年不娶，都会多病而不能长寿。《三元延寿参赞书》分析说，男子以精为主，女子以血为主，所以精盛则思室，血盛则怀胎。如果孤男无女，或独女无男，那么性欲在心中升起却不能如愿，身体上就会阴阳交争，表现为时寒时热，积久成劳。《千金要方》说："男不可无女，女不可无男。若孤独而思交接，损人寿，生百病。又鬼魅因之共交，精损一当百。"可见禁欲的危害无穷，如果孤独的一个人只能对性生活存有幻想，那是会减损寿命，滋生百病的。所以说，一方面绝欲损寿，另一方面任情肆意的放纵性欲也损年命。只有做到了让节制与宣泄两者和谐适度，才不会损害健康。

151. 欲不可早　合男女必当其年

当一个人进入青春发育期，性欲便开始萌动，孔子说："少之时，血气未定，戒之在色。"就是青春期的少年虽已有通精、月经来临的表现，但是血气未定，还未成熟，所以色欲是大戒。正如元朝李鹏飞在《三元延寿参赞书》中所说："男破阳太早，则伤其精气；女破阴太早，则伤其血脉。"在养生戒条中，以少年近色危害最大，青春期便有手淫或性行为，就会伤及五脏，五脏之气不盛满充足，日后就会生一些说不清、道不明的疾病，而女孩子性生活过早，也会使阴气还未盛满成熟就早早泄掉，而伤及五脏的阴气。所以宋朝陈自明在《妇人大全良方·求男论》中指出："合男女必当其年。男虽十六而精通，必三十而娶；女虽十四而天癸至，必二十而嫁。"就是正常的性生活必须在适合的年龄才可以，男子虽然十六岁就通精了，那也必须到三十岁再娶妻，女子虽然十四岁月经来临，也要过了二十岁才能嫁人。这都是要求男女要阴阳发育完全而充实之后，再有交接才能怀孕，并且孕后能顺利培育胎气而不至于堕胎，生出的孩子也就强壮而能够长寿。这种欲不可太早的观点与我们现在提倡的婚嫁年龄基本一致，男子最好是三十岁，女子为二十岁。这既从优生优育的观点出发，也是防止结婚生育太早。阴阳还未成熟，脏气还未充实，即结婚生子，会导致男女过早衰老。

152. 欲不可纵 圣人制外乐以禁内情而为之节

《洞玄子》认为："房中者，性情之极，至道之际，是以圣人制外乐以禁内情而为之节。久乐而有节，则和平寿考"。就是说性生活是表达夫妇性情爱欲的一个极点，是夫妇遵从阴阳之道的边际，稍有不慎就会冲破极限，而陷于背道而驰的境地。所以懂得养生之道的人，用体外的生活乐趣来节制体内的性爱之乐，能够长久地享有人生的性爱之乐而又有所节制，就能够身心和谐平安地活到老。但是痴迷的人就不顾这个道理，因而疾病丛生，消损生命。所以说，极、际、制、禁四个字是夫妇相处的原则，不是让人纵欲而打破生命的极限，而是主张要养性来延年益寿。《元气论》中说："嗜欲之性，固无穷也，以有极之性命，逐无涯之嗜欲，亦自毙之甚矣。"这就是说，人们对性爱的嗜欲是无穷尽的，用有限的生命去追逐无穷的嗜欲，这比自取灭亡还要严重。徐春甫在《古今医统大全》中说，男女性爱是人的最大欲望，没有比这个更让人急切想得到的。但是"嗜而不知禁，则侵克年龄，蚕食精魄，然弗觉，而元神真气去矣，岂不可哀！"如果贪恋性爱而不知道禁抑，就会侵蚀损耗人的寿命，不知不觉当中便蚕食了人的精神肉体，其不知生命根本的元神和真气已经离去，难道不是可悲哀的事吗？只有了解这一利弊关系的人，会禁抑纵欲却又不至杜绝性爱，虽有美色在眼前，不过是欣赏悦目，舒畅情志而已，坚决不会纵情恣欲，来克伐自己的性命。总之，古人主张用琴棋书画等生活中的乐趣来节制男女之欲，不仅达到陶冶性情的养性的目的，还可收延年益寿的效果。

153. 欲不可强　因而强力　肾气乃伤　高骨乃坏

性爱生活往往是夫妻感情发生矛盾的一个导火索，原因常常出在一方劳累或体力不支，而另一方却闲情逸致，性欲高涨，如果双方不能互相体谅，就会产生隔阂甚至导致家庭破裂。《素问·生气通天论》说："因而强力，肾气乃伤，高骨乃坏"。体力不支，勉强行房事，会损伤肾气，肾主骨生髓，肾伤则骨髓枯竭，腰痛屈伸不利。当然，也有贪图交合的一时快感，而在自己身体疲劳或心绪不宁的时候强行房事的情况，《三元延寿参赞书》中说："强勉房劳者成精极，体尪（wāng）赢，惊悸梦泄，遗沥便浊，阴痿，小腹里急，面黑耳聋。"勉强行房而导致劳累的人，精液耗竭，骨骼弯曲瘦弱，心悸易惊，梦中泄精，小便混浊，尿有余沥，阳痿难举，少腹拘急胀痛，面色发黑，耳聋失聪。更有甚者，有的人已经阳痿不能行房事之快乐，硬是服用壮阳药物来助阳，这就透支了本来已经剩余不多的元阳之气，使肾水枯竭，肾水不能上济心火，而心火如焚，更使五脏干燥，全身津液枯竭而很快患上多种难治的疾病。所以说，欲不可强求，要想长久享受夫妻之爱，就要从关心爱护对方的身心入手，如果对方工作已经很辛苦劳累，就不要勉强，或者家人有事、有病，让人心中牵挂时，也要避免房事，反过来如果自己心里有事或身体疲乏，也要好言请求对方谅解。夫妻间最为忌讳的是对方如不能满足自己的性要求，就冷言讽刺对方性冷淡，甚至猜疑对方有外遇，这往往是夫妻感情破裂的最致命的要害。反过来，这时候如果能对另一半问寒问暖，体贴关怀，也是感情升华的最好时机。

154. 欲有所忌　天忌　人忌　地忌

人们往往被不正确的性生活损伤身体和精神而不知，是因为违反了一些性生活的禁忌。这些禁忌就是要防止外邪侵袭、内伤虚损。我国古代房中家总结为"三忌"，就是天忌、地忌、人忌。日本名医丹波康赖于公元984年编撰问世的《医心方》中收录的《玉房秘诀》是这样说的："消息之情，不可不去，又当避大寒大热，大风大雨，日月蚀，地动雷电，此天忌也。饱醉喜怒，忧悲恐惧，此人忌也。山川神祇，社稷井灶之处，此地忌也。既避三忌，犯此忌者，即致疾病，子必短寿。"

天忌主要指天气剧变对人有影响，所

以不能妄动阴阳。另外冬至、夏至、岁旦之日也是大自然阴阳交替的时节，不要行房事，以免伤及阴阳。所以说节制色欲，不是只指眼色勾引，语言挑逗，放纵淫溢，乱性苟合等方面，也不能违反天地阴阳交感和性生活的规律，这就是《医学入门·保养说》中提到的："反交感之正理，得罪天地鬼神，虽自己妻妾，亦不可妄合，大风、大雨、大热、大寒、朔望、本生之期，切宜禁忌。"

地忌是指不适合行房事的地点，如孙思邈在《备急千金要方》中说："又避日月星辰火光之下，神庙佛寺之中，井灶圊厕之侧，冢墓尸枢之旁，皆所不可。"在这些地方交合，有亵渎神灵、淫秽邪恶之感，会让人神魂不安，情绪异常，甚至造成终身的心理疾病。所以性生活应该选在幽雅、安静、舒适的环境里，才可给人留下美好幸福的感受。

人忌是最需要注意的，指在饱食、大醉、生气、恐惧、远行疲劳、月经未净、病中或大病初愈等情况应禁绝房事。如《三元参赞延寿书·欲有所忌》中说："饮食过度，房室劳损，血气流溢，渗入大肠，时便清血，腹痛，病名肠澼；大醉入房，气竭，肝伤之。夫则精液衰少，阴痿不起；女子则月事衰微，恶生淹留，生恶疮。忿怒中尽力房事，精虚气节，发为痈疽。恐惧中入房，阴阳偏虚，发厥，自汗盗汗，积而成劳。远行疲乏入房，为五劳虚损。月事未绝而交接，生白驳（白癜风）。又冷气入内，身面萎黄，不产。外伤未瘥而交会，动于血气，令疮败坏。"另外强忍小便不解便行房事，则"得淋，茎中痛，面失血色，或致胞转脐下，急痛死。"服用樟脑、麝香一类药物入房，则

"关窍开通，真气走散"，"重则虚眩，轻则腹泻"。食大蒜入房者"伤肝，面无光"。同房之后，汗出吹风，得"劳风"病。患红眼病者当忌房事，"免内障"。《医心方》还说："风热病，新瘥及大病之后未满百日，气力未平复，而以房室者，略无不死，热病房室，各为阴阳易之病，皆难治，多死。"

155. 欲有所节　三十者八日一施泄，四十者十六日一施泄

　　房事养生主张闭精少泄，对于具体的射精频率，《千金要方》引素女的观点认为：二十岁到三十岁之间，四日一次；三十岁到四十岁之间，八日一次；四十岁到五十岁之间，十六日一次；五十岁到六十岁之间，二十日一次；六十岁以后，就应该闭精，不再有房事行为了，但是如果体

力还健壮，也可以一个月一次泄精。当然这个次数也不是固定的，如素女说："凡人气力自相有强盛过人者，亦不可抑忍久而不泄致痈疽。若年过六十而有数旬不得交接，意中平平者，可闭精勿泄也。"就是说如果自己感觉到气力比一般的人强盛很多，也不必死守这个次数而强行压抑忍耐，长久不泄，会多发痈疽之病。如果年过六十而有几十天没有性生活，心理也很平静，就可以闭精不泄了。《泰定养生主论》持同样的观点，并关注身体虚弱的人该怎么办呢？"其人弱者更宜慎之，毋恣生乐以贻父母之忧而自取枉夭之祸，而雷同众人也。能保始终者，却病延年，老当益壮。"如果身体虚弱就更应该谨慎房事，不要因恣情欢乐而身体损伤让父母为自己担忧，如果体弱还和普通人一样的施泄频率，这是自取夭亡之祸啊。这样的性生活频率是古人根据一般人的情况所做的总结，一般应遵守。

明代医学家徐春甫在《古今医统大全》中说，有人问抱朴子：伤害生命的人，难道都是因为嗜美色、纵情欲吗？抱朴子回答说：长生的关键，都在房中的禁忌上，有修养的人知道这一点，可以延年祛病；一般人也不会自己戕伐生命；只有愚昧的人恣情纵欲，伤损生命。所以要养生，就要经常节制房事。一般二十岁以后泄精一次三天能恢复，三十岁以后泄精一次十天能恢复，四十岁以后泄精要一个月恢复，五十岁以后则需三个月恢复，六十岁以后要等七个月才能恢复。所以有人主张六十岁就停止房事闭精不泄了。要时时加以节制房事，保护珍惜自己的真元之气，这是一生都要坚持的养生原则，否则即使是勤于练习吐纳、导引、服药等养生之术，而不顾护根本的精气，也终究没有益处。

156. 元气有限　人欲无涯　火生于木　祸发必克　尾闾不禁　沧海以竭

李鹏飞是我国宋元时期著名的医家，在他七十岁的时候完成了总结我国古代养生学说的《三元参赞延寿书》，将人的寿命分为天元之寿、地元之寿和人元之寿。李鹏飞在《三元参赞延寿书·天元之寿精气不耗者得之》中感叹："元气有限，人欲无涯。火生于木，祸发必克；尾闾不禁，沧海以竭。少之时，血气未定，既不能守夫子在色之戒，及其老也，则当寡欲闲心。又不能明列子养生之方，吾不知其可也。麻衣道人曰：天、地、人，等列三才，人得中道，可以学圣贤，可以学神仙。"就是说，人的元气是有限的，而欲望却无穷无尽，火生于木，欲火之祸点燃，必然反侮肝木和肾水，频繁地性交而不能严禁，就像不断地给生命加火。而生命就像一堆柴，火烧得越旺，柴烧尽得越快。人身的精气就像大海里的水一样，如果耗散的出口堵不住，那么大海中的水一定会枯竭。所以孔子说，年少时血气未定，要戒色就是这个道理。如果年轻时没有戒色，而到老了的时候，也要清心寡欲。但如果还不明白先贤谆谆教诲的养生方法，那就不知道后果会如何了。麻衣道人说，天、地、人并列为三才，人在中间，既可以学圣贤修性，又可以学神仙修身。假如人们不修人道，贪恋嗜欲，那么命运的劫数只能和一般的动物一样消亡了，所以人也就有老病夭亡的祸患。有鉴于此，人们必须要自重，才可以得到天元的寿命。

157. 淫声美色　破骨之斧锯也

感官之美往往也是人嗜欲成性的诱饵，意志坚强的人知道自己人生的目的和意义在哪里，所以能经得起诱惑而不痴迷。彭祖说："美色妖丽，娇姿盈房，以致虚损之祸，知此可以长生。"《阴符经》也说："淫声美色，破骨之斧锯也。世之人若不能秉灵烛以照迷津，伏慧剑以割爱欲，则流浪生死之海。"淫荡的声音，娇丽的女色，就像是砍伐骨头的斧头和钢锯。世上的人如果不能点亮心灵的烛光，来照亮昏迷的前程，拿出智慧的宝剑来割断性爱欲望的纠缠，就会流浪沉浮在生死的大海里。明代医家龚廷贤在《寿世保元》中语重心长地说：年龄大了的人，气血已经衰弱，性欲即使还有，也必须慎重地抑制欲望。因为有一次性爱，油就耗损一次，火就灭一次，如果不抑制而是任凭欲望的满足，那么生命之火就要灭亡得更快，生命之油也就耗尽更快了。古书上说，纵欲，极度耗损精气而不知道珍惜，是在虚损生命，就像枯朽的木头，遇到风就会被折断，将要破溃的堤岸，遇到大水就会先自行崩溃一样。如果能够爱惜生命，节制情欲，也就可以长寿。

158. 远彼帷薄　放心乃收　饮食甘美　身安病寥

元代医家朱丹溪在《格致余论》中有一段"色欲箴"，可以说是对房事养生的一个总结："唯人之生，与天地参，坤道成女，乾道成男，配为夫妇，生育攸寄，血气方刚，唯其时矣。成之以礼，接之以时，父子之亲，其要在兹。睨彼昧者，徇情纵欲，唯恐不及，济以燥毒。气阳血阴，人身之神。阴平阳秘，我体长春。血气几何，而不自惜？我之所生，翻为我贼。女之耽兮，其欲实多。闺房之肃，门庭之和。士之耽兮，其家自废。既伤厥德，此身亦瘁。远彼帏薄，放心乃收。饮食甘美，身安病寥。"

只有人的生命是堪与天地并称为三才的，人遵循天地之道而生，按照乾坤的法则而孕育成长，阴偏盛的就是女人，阳偏盛的就是男人，男女相配成为夫妇，人类繁衍生息、生儿育女的责任就有赖于此。当人到血气方刚的壮年，也是身体健壮成熟的时候，按照礼节可以成婚，是可以有性事的时候。父母子女之间建立亲情的关键就在这里。不明事理的人，迁就、放纵自己的情欲，还嫌不够，还要再服用燥热的毒药来满足贪婪的欲望。阳气和阴血是人体的元神，只有阴阳平和密固，我们的身体才会长久保持青春不老。人的血气有多少呢，为什么不自己珍惜呢？我们的生命就是气血阴阳，不要让阴阳之事反成为贼害我们生命的敌人。妇女沉溺于其中不能自拔就会性欲过多，而女人洁身自好，家庭就会和睦。男人如果沉溺于女色，那么自己的家庭就会破裂。道德受伤，身体也憔悴，所以要远离色欲性爱的干扰，把放纵的心收回来涵养它，那么就会觉得吃什么、喝什么都那么甘美，身体安宁，疾病康复。只要心动欲念，相火就动，而精也随之而流失，而人身之中阴精难于再生而易于消耗，加上心中欲念一起，肾中相火就妄动，所以养生就是要收敛心神，节制房事，以保阴精而身体健康长寿。